Michael Skawran

Betreuung von Demenzkranken in der stationären Altenpflege

Eine Utopie?

Diplomica® Verlag GmbH

Skawran, Michael: Betreuung von Demenzkranken in der stationären Altenpflege. Eine Utopie?, Hamburg, Diplomica Verlag GmbH 2009

ISBN: 978-3-8366-7564-2
Druck: Diplomica® Verlag GmbH, Hamburg, 2009
Covermotiv: © Sunnydays - Fotolia.com

Bibliografische Information der Deutschen Bibliothek
Die Deutsche Bibliothek verzeichnet diese Publikation in der Deutschen Nationalbibliografie;
detaillierte bibliografische Daten sind im Internet über
<http://dnb.ddb.de> abrufbar.

Die digitale Ausgabe (eBook-Ausgabe) dieses Titels trägt die ISBN 978-3-8366-2564-7 und kann über den Handel oder den Verlag bezogen werden.

Dieses Werk ist urheberrechtlich geschützt. Die dadurch begründeten Rechte, insbesondere die der Übersetzung, des Nachdrucks, des Vortrags, der Entnahme von Abbildungen und Tabellen, der Funksendung, der Mikroverfilmung oder der Vervielfältigung auf anderen Wegen und der Speicherung in Datenverarbeitungsanlagen, bleiben, auch bei nur auszugsweiser Verwertung, vorbehalten. Eine Vervielfältigung dieses Werkes oder von Teilen dieses Werkes ist auch im Einzelfall nur in den Grenzen der gesetzlichen Bestimmungen des Urheberrechtsgesetzes der Bundesrepublik Deutschland in der jeweils geltenden Fassung zulässig. Sie ist grundsätzlich vergütungspflichtig. Zuwiderhandlungen unterliegen den Strafbestimmungen des Urheberrechtes.

Die Wiedergabe von Gebrauchsnamen, Handelsnamen, Warenbezeichnungen usw. in diesem Werk berechtigt auch ohne besondere Kennzeichnung nicht zu der Annahme, dass solche Namen im Sinne der Warenzeichen- und Markenschutz-Gesetzgebung als frei zu betrachten wären und daher von jedermann benutzt werden dürften.

Die Informationen in diesem Werk wurden mit Sorgfalt erarbeitet. Dennoch können Fehler nicht vollständig ausgeschlossen werden, und der Diplomica Verlag, die Autoren oder Übersetzer übernehmen keine juristische Verantwortung oder irgendeine Haftung für evtl. verbliebene fehlerhafte Angaben und deren Folgen.

© Diplomica Verlag GmbH
http://www.diplomica-verlag.de, Hamburg 2009
Printed in Germany

Inhaltsverzeichnis

Abkürzungsverzeichnis 9
1. Einleitung.. 11
2. Begriffserklärung Demenz.. 13
3. Die Häufigkeit von Demenzerkrankungen in Deutschland 17
   3.1   Prävalenz von Demenz in Deutschland.. 17
      3.1.1   Graphische Darstellung der alterspezifischen Prävalenz von
            Demenzerkrankungen in der Bundesrepublik Deutschland für 2002 17
   3.2   Inzidenz von Demenz in Deutschland... 18
      3.2.1   Graphische Darstellung der alterspezifischen Inzidenz von
            Demenzerkrankungen in der Bundesrepublik Deutschland für 2002 19
   3.3   Prognosen der Demenzentwicklung bis zum Jahr 2050.................... 19
      3.3.1   Graphische Darstellung der Prognose von Demenzerkrankungen bis
            zum Jahr 2050 20
   3.4   Resümee 20
4. Forschung auf dem Gebiet der Demenz 23
   4.1   Kosten der Demenz 24
5. Die Finanzierung der stationären Pflege 25
   5.1   Erstellung einer Pflegeklasse zur Finanzierung der Betreuung von
         Demenzkranken in der stationären Altenpflege 26
      5.1.1   Studie zur Erstellung eines Leistungskataloges in der Betreuung von
            Demenzkranken aus dem Jahre 1999.. 27
      5.1.2   Ergebnisse der Studie.. 29
      5.1.3   Resümee 30
   5.2   Kritische Betrachtungen der Finanzierungssituation in der stationären
         Altenpflege 31
6. Die Diagnose Demenz 35
   6.1   Die Schwierigkeit der Diagnosestellung Demenz am Beispiel Depression 37
   6.2   Psychologische Testverfahren zur Früherkennung von Demenz 38
7. Krankheitsformen der Demenz 41
   7.1   Alzheimer-Krankheit... 43
      7.1.1   Die Genetik der Alzheimer-Krankheit... 44
   7.2   Die vaskuläre Demenz oder Mulitinfarkt-Demenz 45
   7.3   Alzheimer vom gemischten Typus 46

Abkürzungsverzeichnis

AIDS	acquired immundeficiendy syndrome
BMBF	Bundesministerium für Bildung und Forschung
BSHG	Bundessozialhilfegesetz
CT	Computertomographie
DSM	Diagnostisches und statistisches Merkmal psychischer Störungen
DCM	Dementia Care Mapping
DecTect	Demenz-Detection
DK	Dauerkatheter
DED	Deutsche Expertengruppe Dementenbetreuung e.V.
DVLAB	Deutscher Verband der Leitungskräfte für Alten- und Behinderteneinrichtungen
EEG	Elektro-Encephalographie
GKV	Spitzenvereinigung der gesetzlichen Kranken- und Pflegekassen
HIV	human immunodeficiency virus
IVA	Integrative Validation
ICD-10	Internationale Klassifikation der Krankheiten
KDA	Kuratorium Deutsche Altenhilfe
MMST	Mini-Mental-Status-Test
MRT	Magnetresonaz-Tomographie
MDK	Medizinischer Dienst der Krankenversicherung
MDS	Medizinischer Dienst der Spitzenverbände der Krankenkassen

PQS	Pflege-Qualitätssicherungsgesetz
PEG	perkutane endoskopische Gastrostomie
ROT	Realitätsorientierung
RDST	Rapid-Dementia-Screening-Test
SGB	Sozialgesetzbuch
SET	Selbsterhaltungstherapie
TFDD	Tests zur Früherkennung von Demenzen mit Depressions-abgrenzung
VKT	verhaltenstherapeutisches Kompetenztraining

1. Einleitung

Das vorliegende Buch, befasst sich mit dem Thema „Die Betreuung von an Demenz-Erkrankten Menschen in der stationären Altenpflege". Inhaltlich beschäftigt es sich schwerpunktmäßig mit der pflegerischen und sozialen Betreuung von Demenzkranken in Pflegeheimen und wie die Pflegeheimarchitektur zu gestalten ist.

Die Zahl der Demenzkranken wird sich laut Bickel (2008), falls keine entscheidenden Entwicklungen in Prävention und Therapie gelingen, bis zum Jahr 2050 verdoppelt haben. Es würden dann ca. 2.600.000 Demenzkranke in der Bundesrepublik Deutschland leben.

Vor diesem Hintergrund ist es wichtig Überlegungen anzustellen, wie und wo die Demenzkranken bedarfsgerecht untergebracht und versorgt werden können.

Zu Beginn ist es wichtig zu klären, was eine Demenz ist und wie viele verschiedene Arten von Demenzerkrankungen es gibt. Je nach Art der Demenzerkrankung setzen auch verschiedene Therapieverfahren an.

In diesem Zusammenhang ist die Diagnosestellung vom Arzt und mit Hilfe von psychologischen Testverfahren entscheidend, für alle weiteren Therapiemaßnahmen und Erfolge.

Neben den „normalen" Pflegeheimen, gibt es zahlreiche andere „Wohnformen für Demenzkranke", die auf die Betreuung von dementen Menschen ausgerichtet sind. Beispiele von demenzgerechten Versorgungskonzepten werden anhand von durchgeführten Projekten in Hamburg und Niedersachsen dargestellt.

Der pflegerische und soziale Mehraufwand für Demenzkranke in Pflegeheimen wird unzureichend berücksichtigt (Dürrmann, 2001; Winkler, 2008). Was genau zu tun ist, damit die Kostenträger (Pflegekassen) den pflegerischen und sozialen Mehraufwand nachvollziehen können und dies entsprechend vergütet wird, zeigt eine Studie aus dem Jahr 1999.

Seit der Einführung des Gesetzes zur strukturellen Weiterentwicklung der Pflegeversicherung, stellt die Pflegeversicherung mehr Geld in der Betreuung von Demenzkranken zur Verfügung. Insbesondere die aktuelle Diskussion um die Einstellung von sogenannten „Betreuungsassistenten" in Pflegeheimen wird zurzeit kontrovers diskutiert. Welche Qualifikationen die „Betreuungsassistenten" gemäß der Spitzenvereinigung der gesetzlichen Kranken- und Pflegekassen (GKV) beherrschen müssen, behandelt das letzte Kapitel.

2. Begriffserklärung Demenz

Gemäß Kitwood (2004) herrscht eine generelle Übereinstimmung, dass der Begriff Demenz auf eine weitgefasste Art verwendet werden sollte, um auf eine klinische Erkrankung hinzuweisen. Eine der anerkannten Definitionen wurde von einer Arbeitsgruppe von Medizinern in den USA ausgearbeitet. Diese lautet:

„Demenz ist das Nachlassen des Gedächtnisses und anderer kognitiver Funktionen im Vergleich zu früheren Funktionsniveaus des Patienten, bestimmt durch eine Anamnese nachlassender Leistung und durch Anomalien, die anhand der klinischen Untersuchung und neurologischen Tests festgestellt werden. Die Diagnose Demenz kann nicht gestellt werden, wenn das Bewusstsein beeinträchtigt ist oder wenn andere Anomalien eine adäquate Beurteilung des Geisteszustandes verhindern. Demenz ist eine auf Verhalten beruhende Diagnose und kann nicht durch einen Gehirn-Scan, ein EEG (Elektro-Encephalographie) oder andere Laborinstrumente bestimmt werden, obwohl sich durch diese Mittel spezielle Ursachen der Demenz identifizieren lassen."[1]

Demenz ist laut Weyerer (2005) der Oberbegriff für eine Reihe von Erkrankungen, die mit schweren Gedächtnisstörungen einhergehen. Dies besagt der internationale Standard „Diagnostisches und statistisches Merkmal psychischer Störungen" (DSM IV).

Demenz ist laut nach der internationalen Klassifikation der Krankheiten folgendermaßen definiert:

„Demenz ist ein Syndrom als Folge einer meist chronischen oder fortschreitenden Krankheit des Gehirn mit Störung vieler höherer kortikaler Funktionen, einschließlich Gedächtnis, Denken, Orientierung, Lernfähigkeit, Sprache und Urteilsvermögen. Diese kognitiven Beeinträchtigungen werden gewöhnlich von Veränderungen der emotionalen Kontrolle des Sozialverhaltens oder der Motivation begleitet, gelegentlich treten diese auch früher auf."[2]

Gemäß des DSM IV müssen neben der Gedächtnisstörung zusätzlich mindestens einer der vorliegenden Beeinträchtigungen vorliegen: Aphasie, Apraxie, Agnosie und Störung der Ausführungsfunktionen. All diese Behinderungen führen zu deutlichen Alltagsbeeinträchtigungen.

---

[1] McKhann et al., 1984, zitiert nach Kitwood, T., 2004, S. 42.
[2] Weyerer, S., 2005.

Laut den Aussagen von Weyerer umfasst Demenz eine Reihe von folgenden Krankheitsbildern:

- *„degenerative Demenzen (z. B. Alzheimer-Krankheit)*
- *vaskuläre Demenzen (z. B. Multiinfarkt-Demenz)*
- *nutritiv-toxisch oder metabolisch verursachte Demenz (z. B. Alkoholdemenz)*
- *durch Schädel-Hirn-Trauma bedingte Demenzen"*[3]

Die häufigste Form ist die Alzheimer-Demenz. Gemäß der „Internationalen Klassifikation der Krankheiten" (ICD-10) müssen die oben genannten Demenzkriterien erfüllt sein. Zugehörig sollten noch folgende Bedingungen vorliegen:

- *„schleichender Beginn der Symptomatik mit langsamer Verschlechterung*
- *Ausschluss von Hinweisen auf andere Ursachen eines demenziellen Syndroms*
- *Fehlen eines plötzlichen Beginns oder neurologischer Symptome wie Halbseitenlähmung und Gesichtsausfälle."*[4]

Verschiedene Gehirnteile besitzen laut L. Mace et al. (2001) unterschiedliche Aufgaben. Bekommt ein Mensch einen Schlaganfall und es liegt eine Sprachstörung vor, dann wurden die Zellen des Sprachzentrums beschädigt. Bei der Demenz liegt eine generelle Schädigung des Gehirns mit vielfältigen Symptomen vor.

Dies bedeutet, dass bestimmte Fähigkeiten zum Erlöschen kommen und die betroffen Personen einige Tätigkeiten nicht mehr ausführen können, und andere Fähigkeiten vollständig erhalten bleiben.

Forscher vermuten, dass gefühlsmäßige Erinnerungen anders verarbeitet und gespeichert werden als reale Erinnerungen. Bei der Demenz ist eine der beiden Erinnerungsformen erhalten und die andere gestört.

Alte Geschicklichkeiten und Fähigkeiten wie z. B. Konversationen zu führen, werden länger behalten als das Einsichts- und Urteilsvermögen. Aus diesem Grunde kann der Demenzkranke für den Arzt völlig normal wirken, obwohl eine Hilflosigkeit vorliegt. Manche Nervenzellen verlieren den Kontakt mit anderen Nervenzellen. Der demente Mensch kann infolgedessen an einem Tag ganz normale Dinge ausführen und am

---

[3] Weyerer, S., 2005.
[4] ebd.

nächsten Tag wiederum nicht. Ist das Gehirn nicht fähig, bestimmte Einzelaufgaben durchzuführen, dann können größere, aus Teilfunktionen zusammengesetzte Aufgaben nicht gelöst werden.

L. Mace schilderte dazu folgendes Beispiel:

„Ich bat meine Schwester, uns eine Tasse Tee aufzugießen. Diese Aufforderung ignorierte sie vollkommen. Eine halbe Stunde später ging sie dann doch in die Küche und machte sich selbst eine Tasse Tee."[5]

Verhaltensprobleme werden nach L. Mace durch Funktionsstörungen des Gehirns verursacht und Demenzkranke können sich somit nicht hinreichend kontrollieren. Aufgrund der Gehirnfunktionsstörung ist der demente Mensch nicht fähig seine Aufgaben zu erledigen und ist keiner Erklärung zugänglich.

Demenzkranke Personen können Ereignisse aus der Vergangenheit besser behalten, als Geschehnisse die erst stattgefunden hatten.

---

[5] L. Mace, N., 2001, S. 50.

3. Die Häufigkeit von Demenzerkrankungen in Deutschland

3.1 Prävalenz von Demenz in Deutschland

Wie viele Menschen in den Industrienationen an Demenz erkrankt sind, variiert sehr stark und ist nicht einheitlich gesichert.

Laut einer Schätzung der Alzheimer Disease Society beträgt die Gesamtpopulation in Industriegesellschaften um die 7 %.[6]

Weyerer kommt mit 5 % bis 8 % auf ähnliche Zahlen.

Für eine weltweite Schätzung gibt es keine empirisch bestätigten Zahlen, da jede Prävalenzforschung auf eine Momentaufnahme beruht und nicht den individuellen Verlauf einer Demenz berücksichtigt.[7]

3.1.1 Graphische Darstellung der alterspezifischen Prävalenz von Demenzerkrankungen in der Bundesrepublik Deutschland für 2002[8]

Teil 1.

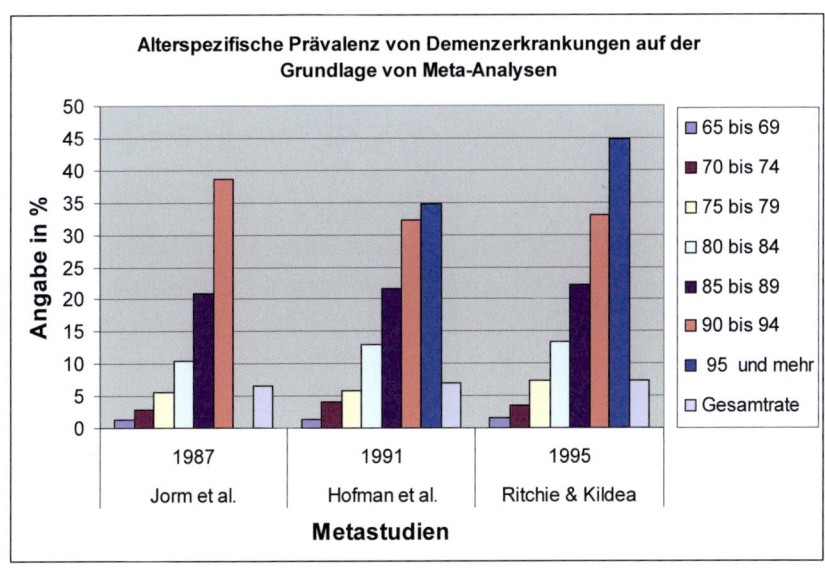

---

[6] Vgl. Alzheimers Desease Society, 1996 zitiert nach Kitwood, T., 2004, S. 51.
[7] Vgl. Kitwood, T., 2004, S. 51.
[8] Weyerer, S., 2005.

Teil 2.

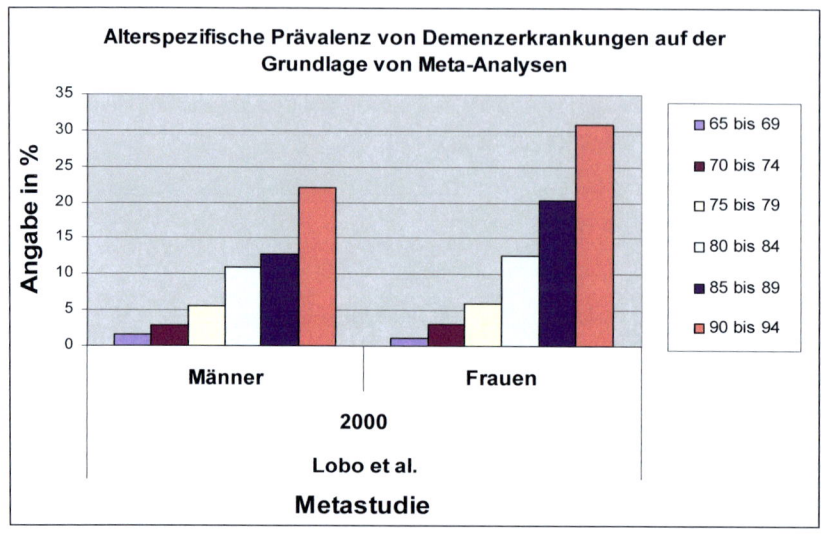

3.2 Inzidenz von Demenz in Deutschland

Es ist nach Weyerer (2005) schwieriger die Inzidenzrate (Zahl der Neuerkrankungen) herauszufinden, als die Pävalenzrate. Dies liegt u. a. daran, weil viele kognitiv Beeinträchtigt prospektiv (in die Zukunft hinein), über längere Zeitperioden untersucht werden müssten. Bedingt durch Todesfälle kann es zu Ausfallraten und somit zu einer großen Unterschätzung der Inzidenzrate kommen, wenn nur Informationen von den noch Lebenden genommen werden.

3.2.1 Graphische Darstellung der alterspezifischen Inzidenz von Demenzerkrankungen in der Bundesrepublik Deutschland für 2002[9]

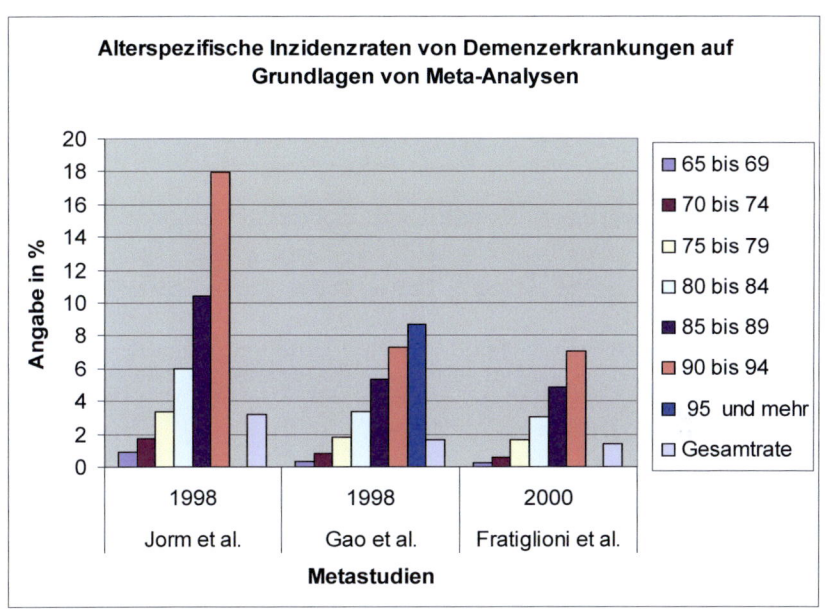

3.3 Prognosen der Demenzentwicklung bis zum Jahr 2050

Laut Bickel wird sich die Anzahl der Demenzkranken in Deutschland, falls keine Fortschritte in Prävention und Therapie zu verzeichnen sind, bis zum Jahr 2050 auf 2.620.000 Millionen verdoppelt haben.

---

[9] Weyerer, S., 2005.

3.3.1 Graphische Darstellung der Prognose von Demenzerkrankungen bis zum Jahr 2050

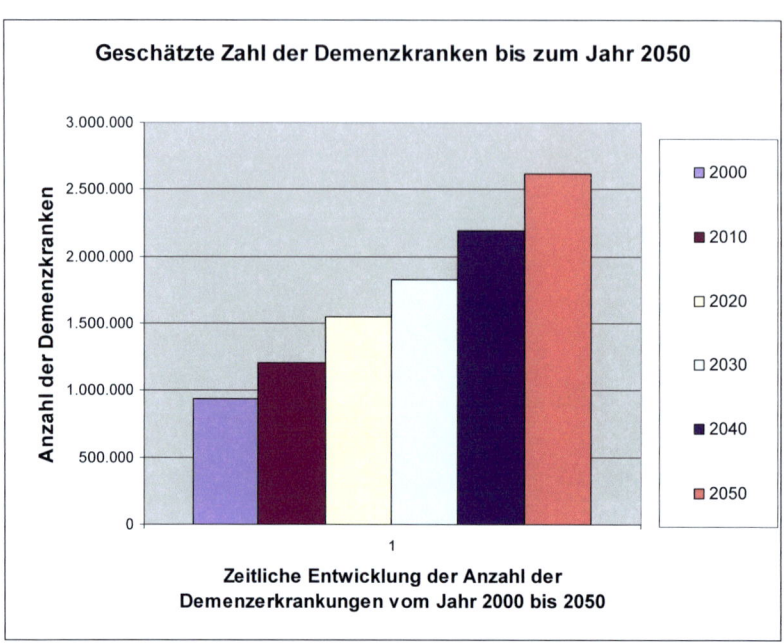

3.4 Resümee

All die Ergebnisse sind standardisierte Schätzungen auf der Grundlage von mehreren Meta-Studien. Es ist nicht zu erkennen, ob die Ergebnisse von Jorm et al., Hoffmann et al. und Ritchie & Kildea sich nur auf Männer und Frauen oder geschlechtsunspezifisch beziehen. Eine geschlechtsspezifische Unterscheidung ist nur bei Lobo et al. zu sehen.

Es ist deutlich zu erkennen, dass die Prävalenzrate im Alter (ab 65 Jahre und älter) steigt.

Werden alle Ergebnisse der Studien miteinander verglichen, so ergibt sich eine Gesamtprävalenzrate zwischen 6,5 % und 7,3 %, bei einer Schwankungsbreite zwischen 900.000 und 1.200.000 Millionen.

Die höheren Werte bei den Frauen (Lobo et al., 2000) sind auf deren längeren Lebenserwartungen zurückzuführen.[10]

Aktuellere Schätzungen von Bickel kommen mit 1.102.000 Millionen Menschen für das Jahr 2004 auf ähnliche Ergebnisse.[11]

Auf der Grundlage der dargestellten Meta-Analysen sind die Differenzen der Inzidenzraten entsprechend höher als im Vergleich zu den Gesamtprävalenzraten.

Zwischen 1,4 % und 3,2 % der älteren Menschen (vom 65. Lebensjahr bis zum 95. Lebensjahr und älter) erkrankten im Laufe eines Jahres erstmals an Demenz.

Die höheren Prozentwerte der Frauen, sind wieder auf deren längeren Lebenserwartungen zurückzuführen. Werden alle Studien zusammengenommen, dann kommt man auf einer Gesamtinzidenzrate von über 200.000 Neuerkrankungen pro Jahr.

Über 70 % der Neuerkrankungen entfallen auf die Frauen.

Die pflegerische Versorgung Demenzkranker durch Familienangehörige und professionelle Dienste wird nach Raven (2001) in absehbarer Zukunft ansteigen.

Dies gilt auch für die Versorgung Demenzkranker mit Migrationshintergrund.

Es lebten am 31.12.96 ungefähr 7.314.000 Millionen Emigranten in Deutschland.

Dies entsprach 8,9 % der Gesamtbevölkerung.[12] Aktuellere Zahlen bestätigten den Emigrantenanteil am 31.12.06 mit 7.255.949 (8,8 %).[13]

Im Jahre 1995 waren 427.798 Ausländer im Alter von 60 und älter. In Bezug auf die Gesamtbevölkerung entsprach dies 2,5 % dieser Altersgruppe.

Laut einer Antwort der Bundesregierung (Bundestags-Drucksache 12/5796, 1993) wird sich diese Zahl im Jahre 2010 auf 6,4 % verdoppelt haben. Die ausländischen Senioren werden somit die am stärksten wachsende Bevölkerungsgruppe sein.

Es gibt keine spezifischen Versorgungsstrukturen für ausländische Demenzkranke. Die meisten pflegebedürftigen Migranten werden von den Angehörigen versorgt.[14]

---

[10] Vgl. Weyerer, S., 2005.
[11] Vgl. Bickel, 2008, zitiert nach Freter, H. 2008, S. 19.
[12] ebd., S. 187.
[13] Vgl. www.statistic-portal.de, 2007.
[14] Vgl. Raven, U., 2000, S. 190.

4. Forschung auf dem Gebiet der Demenz

Das gesamte 20. Jahrhundert war das Studium des menschlichen Nervengewebes ein langfristiges Projekt. Die mikroskopische Untersuchung dünner Hirnschnitte war eine etablierte Untersuchungsmethode.[15]

Bedingt durch diesen Forschungsprozess wurden die verschiedenen Arten von Erkrankungen, die mit Demenz einhergingen, erkannt. Die anerkannten Hauptkategorien sind nach Kitwood der Alzheimer-Typus, vaskulärer Typus und der gemischte Typus. Daneben gibt es noch nach L. Mace (2001) die selteneren Demenzformen wie z. B. die Demenz mit Lewy-Körper, die Frontotemporale Demenz, die Biswanger-Demenz und AIDS.

Laut Kitwood (2004) wird die Forschung im Hinblick auf den Alltag von an Demenz-Erkrankten Menschen weniger finanziert, als auf dem Gebiet der Biomedizin.

Demnach werden invasive Verfahren, wie z. B. die Lumbalpunktion zur Gewinnung von neurochemischer Daten bevorzugt. Aus diesen Gründen besteht Bedarf, nichtinvasive Verfahren zur Überwachung der Struktur und Funktion des Nervensystems weiter zu entwickeln, bei denen der Mensch nicht aus dem vertrauten Setting herausgerissen wird.[16]

Nach Freter ist die Alzheimer-Krankheit mit ca. 60 % die häufigste Demenzerkrankung.

Gefolgt von den vaskulären Demenzen und Mischformen mit jeweils zusammen 30 %.

Ungefähr 5 % der Demenzen sind heilbar, z. B. Demenzen aufgrund einer Schilddrüsenstörung.[17]

Um die Defizite auf dem Gebiet der Demenzforschung zu reduzieren, wurde im Jahr 2002 das „Kompetenznetzwerk Demenzen" etabliert. Gefördert wird es vom Bundesministerium für Bildung und Forschung (BMBF).

---

[15] Vgl. Berrios and Freeman, 1991 zitiert nach Kitwood, T., 2004, S. 44.
[16] Kitwood, T., 2004, S. 97.
[17] Vgl. Weyerer, S., Bickel, U., 2007, S. 58. zitiert nach Freter, H., 2008, S. 11.

Insgesamt sind am „Kompetenznetzwerk Demenzen" 14 universitäre Einrichtungen auf dem Gebiet der Demenzforschung angeschlossen. Es verfolgt wirtschaftliche und strukturelle Ziele:

- eine effektivere Gestaltung der Demenzforschung durch gezielte und interdisziplinäre Kooperationen,
- Erarbeitung von bundesweit einheitlichen Richtlinien für die Diagnostik und Therapie,
- Entwicklung wirksamer Therapien,
- durch die Erkennung von Frühsymptomen sollen neue Erkenntnisse über den Verlauf und Krankheitsgeschehen entstehen und beeinflusst werden.[18]

4.1 Kosten der Demenz

Gemäß der Krankheitskostenrechnung des Statistischen Bundesamtes entfielen für das Jahr 2002 10 % aller Krankheitskosten (22,4 Mrd. €) auf psychische Verhaltensstörungen. Bezogen auf die Demenz (ICD10 F00-F03) entfielen 5,6 Mrd. €. Davon allein 3,6 Mrd. € für stationäre und teilstationäre Pflege. Nach Übereinstimmung zahlreicher Studien, gehört Demenz zu den teuersten Krankheitsgruppen höheren Alters. Des Weiteren zeigen Untersuchungen, dass die indirekten Kosten (Betreuungsaufwand der Angehörigen von 6-10 Stunden pro Tag) zwei Drittel der Gesamtkosten ausmachen. Die Erkrankungsfolgekosten auf Seiten der Pflegenden nicht mit eingerechnet. Bei den direkten Kosten (Bezahlung professionelle medizinische und pflegerische Hilfe) sind die Kosten für die stationäre Langzeitbetreuung in Pflegeheimen mit 50-75 % am höchsten. Für Krankenhausbehandlung entstehen normalerweise keine erhöhten Kosten. Ausgaben für diagnostische Untersuchungen und medikamentöse Therapie betrugen 2-3 %[19]

Hallauer et al hatten die direkten und indirekten Kosten für Demenz bestimmt. Die Gesamtkosten pro Patient und Jahr betrugen 43.767 €. Dabei entfielen 2,5 % der Kosten auf die Krankenversicherung (Medikamente, Krankenhausaufenthalt), 30 % auf die gesetzliche Pflegeversicherung und 68 % auf die Familie. Ähnliche Studien wurden auch in England und Skandinavien berichtet (Ernst, RL et al., 1997 & Holmer, J. et al., 1998 & Hux, M., et al., 1998).[20]

---

[18] Vgl. Weyerer, S., 2008.
[19] Vgl. Bickel, H., 200 zitiert nach Weyerer, S., 2005.
[20] Vgl. Hallauer, LF, et al., 2000 zitiert nach Weyerer, S., 2005.

5. Die Finanzierung der stationären Pflege

Grundlage der Finanzierung stationärer Pflege ist seit 1996 das Pflegeversicherungsgesetz SGB XI. Es gab seither laut Winkler immer wieder gesetzliche Veränderungen. Die letzte Veränderung gab es am 01.07.08 mit dem Gesetz zur strukturellen Weiterentwicklung der Pflegeversicherung. An der Grundstruktur der Finanzierung der stationären Pflege änderte sich jedoch nichts.

Die Heimkosten setzen sich aus den Teilbereichen Aufwendungen für Pflege, Unterkunft, Verpflegung und Investitionskosten zusammen. Zusätzlich können Zusatzleistungen angeboten werden.

Die Investitionskosten werden von den LeistungsnehmerInnen bzw. vom Sozialhilfeträger aufgebracht. Währenddessen die pflegerischen Aufwendungen von den Pflegekassen, mit den jeweilig zugeordneten Beiträgen zur Pflegestufe, finanziell unterstützt werden.[21] Diese Leistungen reichen jedoch nicht aus um die Pflegekosten zu decken (Prinzip der Teilkaskoversicherung). Es werden Eigenleistungen oder aufstockende Leistungen des Sozialhilfeträgers notwendig.

Die Höhe der Pflegesätze wird zwischen Trägern der Einrichtungen, den Spitzenverbänden der Pflegekassen und Sozialhilfeträgern vereinbart. Als Ergebnisse liegen bundesweit unterschiedliche Vergütungsvereinbarungen vor.[22]

Hier ein Auszug aus dem Gesetzestext des § 70 SGB XI:

„(1) Die Pflegekassen stellen in den Verträgen mit den Leistungserbringern über Art, Umfang und Vergütung der Leistungen sicher, dass ihre Leistungsausgaben die Beitragseinnahmen nicht überschreiten (Grundsatz der Beitragsstabilität).

(2) Vereinbarungen über die Höhe der Vergütungen, die dem Grundsatz der Beitragsstabilität widersprechen, sind unwirksam."[23]

---

[21] siehe Anlage 16.2.
[22] Vgl. Winkler, A., 2008, S. 157.
[23] Klie, et al. 2005, S. 876-877.

5.1 Erstellung einer Pflegeklasse zur Finanzierung der Betreuung von Demenzkranken in der stationären Altenpflege

Grundvoraussetzung gemäß Dürrmann (2001) ist es, die Notwendigkeit gerontopsychiatrische Pflege darzustellen und begründen zu können. Dazu ist eine fachlich fundierte Pflegeplanung- und Dokumentation nötig, die mit den Maßnahmen des SGB XI und den Begutachtungsrichtlinien zur Feststellung des Pflegebedarfes einhergeht.

Zweitens muss eine fachärztliche Diagnose Demenz vorhanden sein.

Die Demenz muss auch von Pflegekräften mit Unterstützung von geeigneten Testverfahren und Verhaltensbeobachtungen festgehalten worden sein.

Ganz wichtig ist, dass die Leistungen nicht im Zusammenhang mit dem unter § 14 Abs. 4 SGB XI genannten Verrichtungen stehen dürfen. Der Mehraufwand ist zu dokumentieren.

Laut Dürrmann bemühen sich viele Pflegefachkräfte vergeblich, das Missverhältnis zwischen Pflegestufeneinstufung und der Nichtberücksichtigung des Gesamtversorgungsaufwandes von gehfähigen Demenzkranken durch die Zuordnung zu einer Pflegklasse auszugleichen.

Pflegekräfte berufen sich hierbei auf den § 84 Abs. 2 SGB XI. Das SGB XI hält eine Öffnungsklausel vor, die versucht die Diskrepanz der Einstufung von dementiell Erkrankten, durch den vom MDK tatsächlichen Versorgungsaufwand gerecht zu werden.

Solange keine von der Pflegestufe abweichende Pflegeklasse vereinbart wird, findet keine sachgemäße Einstufung statt. Dürrmann erklärt dies folgendermaßen:

„Der individuelle, existentiell notwendige Gesamtversorgungsaufwand des Bewohners wird nicht berücksichtigt und der Versuch einen möglichen Leistungsanspruch nach § 84 Abs. 2 Satz 3 SGB XI in Verbindung mit dem abweichenden Pflegebedürftigkeitsbegriff des BSHG (Bundessozialhilfegesetz) § 68 Abs. 1 Satz 2 zu realisieren, bleibt vorenthalten."[24]

---

[24] Dürrmann, P., 2001, S. 155.

In einer Urteilsbegründung des Bundessozialgerichtes in Kassel vom 10.02.2000 heißt es:

„Der Grundrechtsschutz der Leistungserbringer lässt bei verfassungskonformer Anwendung der Öffnungsklausel in § 84 SGB XI die Auffassung zu, dass die Zuordnung eines Pflegebedürftigen zu einer Pflegeklasse vom abzudeckenden Versorgungsaufwand im Einzelfall und nicht der Pflegestufe der der Pflegebedürftige zugeordnet ist, abhängt."[25]

5.1.1 Studie zur Erstellung eines Leistungskataloges in der Betreuung von Demenzkranken aus dem Jahre 1999

Es bildete sich vor dem Urteil des Bundessozialgerichtes eine Arbeitgruppe, die nach Dürrmann (2001) im Rahmen des Leistungsvergleiches eine Datenbasis entwickelte. Diese beschrieb den ganzen Versorgungsaufwand für gehfähige Demenzkranke mit ausgeprägten Verhaltensstörungen, einschließlich des Personalaufwandes und der entstehenden Kosten. Bei dieser Arbeitsgruppe handelte es sich um Mitglieder der Deutschen Expertengruppe Dementenbetreuung e. V. (DED) und des Deutschen Verbandes der Leitungskräfte für Alten- und Behinderteneinrichtungen (DVLAB).

In den teilnehmenden Einrichtungen wurde im Jahr 1999 von externen Kräften eine Pflegezeitstudie mit zwei Erhebungszeiträumen durchgeführt. Es nahmen 13 Einrichtungen mit insgesamt 1204 BewohnerInnen an der Studie teil. Das Ziel war es, den notwendigen Versorgungsaufwand Demenzkranker zu erfassen. Begleitet wurde die Studie durch das Biometrische Zentrum für Medizin und Statistik der Universität Göttingen.

Das Gesamtvorhaben zielte darauf ab, die Pflegeheime zu befähigen:

- eine Voreinstufung in eine Pflegestufe sowie den abweichenden notwendigen Gesamtversorgungsaufwand darzustellen und
- einen Leistungskatalog ihrer Dienstleistungen zu erstellen. Jede Einzelleistung ist in Relation zu Effekten, Zeit, der Qualifikation des Personals und der Kosten aufzulisten.

---

[25] Dürrmann, P., 2001, S. 155.

Aufbau des Leistungskataloges

Der Leistungskatalog beinhaltete rund 150 Maßnahmen und legte den Schwerpunkt auf die Beziehungs- und Milieugestaltung.

Zu den Kategorien der untergeordneten Leistungen zählten:

1. *„Verrichtungen gemäß § 14 SGB XI.*
2. *Maßnahmen der Medizinischen Behandlungspflege.*
3. *Einzelfallbezogene Betreuung bei Verhaltensstörungen.*
4. *Methodik zur Beziehungsgestaltung, z. B. IVA.*
5. *Tagesstrukturierung.*
6. *Milieutherapeutische Maßnahmen.*
7. *Sterbebegleitung.*
8. *Indirekte (Pflege)Leistungen."*[26]

Leistungsdifferenzierung

Pflegeeinrichtungen sollten ihre Versorgungsleistungen in der Pflege von Demenzkranken differenziert darstellen können. Innerhalb der Projektarbeit wurden typische Symptome gerontopsychiatrischer Erkrankungen und dessen Versorgungsmaßnahmen bewertet und katalogisiert.

Die Leistungen richten sich nach der Art und Schwere der Verhaltensstörungen.

Der nachfolgende Katalogauszug veranschaulicht typische Symptome bei dementen Menschen und geeignete Interventionsmaßnahmen. Jede Leistung ist eine einzelfallbezogene Betreuungsmaßnahme, die in Bezug zu Zeitwerten, Qualifikation des Personals und der Kosten gesetzt wurde.

---

[26] Dürrmann, P., 2001, S. 157.

Katalogauszug eines Leistungskomplexes typischer Symptome von Demenzkranken

E.1. Unterbrechungen und Änderungen des Pflegeablaufs infolge Demenztypischer Anpassungsstörungen	Ziele: Auffangen, Reduzierung und Vermeiden von Verhaltensstörungen wie:
<ul><li>Beobachtung des Bewohners (indirekte Maßnahmen),</li><li>Gesprächsbegleitung (direkte Maßnahmen,</li><li>einfühlsame, bedarforientierte Realitäts-Orientierungs-Hilfe (direkte Maßnahme),</li><li>Tagesstruktur und Milieutherapie,</li><li>nicht-korrigierende/konfrontierende Umgehensweise (direkte Maßnahme),</li><li>integrative Validation,</li><li>zusätzliche Aufsicht (indirekte Maßnahme),</li><li>Aufräumen und Kontrolle der Schränke etc. (direkte Maßnahme).</li></ul>	<ul><li>Suche nach Zimmer, Toilette, Aufenthaltsort, Kindern, Eltern etc.,</li><li>Beständiges Wiederholen von Fragen, Wünschen,</li><li>Verlegen von Gegenständen etc.,</li><li>Bestehlungswahn,</li><li>Schränke ausräumen,</li><li>Eigentum vermissen,</li><li>klammerndes Verhalten,</li><li>akute Verwirrtheit,</li><li>Affektlabilität,</li><li>Nahrungsverweigerung,</li><li>Medikamentenverweigerung.</li></ul>

Quelle: Dürrmann, P., 2001, S. 158.

5.1.2 Ergebnisse der Studie

Die Auswertungen ergaben einen täglichen Mehraufwand von 45 Minuten pro dementen BewohnerIn.

Prozentual verteilten sich die 45 Minuten auf vier Kategorien:

Auf „Zusätzliche Indirekte Leistungen" entfielen 16 %. Der größte Anteil, mit insgesamt 56 %, entfiel auf „Einzelfallbezogene Maßnahmen" und 19 % wurde der „Beziehungsgestaltung" zugeschrieben. „Milieutherapeutische Maßnahmen" verbuchte 9 %.

Die 45 Minuten sind ein Zeitwert, der bei der Einstufung der Pflegebedürftigkeit nach § 14 Abs. 4 SGB XI berücksichtigt werden sollte.

Sie stellen einen Anhaltswert für Vergütungsverhandlungen dar. In Verbindungen mit standardisierten Maßnahmen des Leistungskataloges lässt sich nach §84 Abs. 2 Satz 3 SGB XI die Zuordnung zu einer Pflegeklasse vornehmen.

In den Erhebungen wurde ein deutlicher Mehraufwand an indirekten Leistungen festegestellt. Als zusätzlichen Zeitaufwand kamen folgende Merkmale heraus:

1. *„Biographiearbeit,*
2. *Angehörigenarbeit,*
3. *regelmäßige, zusätzliche Visiten mit einem Neurologen/Psychiater,*
4. *Beobachtung des Bewohners,*
5. *Fallbesprechungen,*
6. *besondere Aufnahmeverfahren,*
7. *Zusatzbedarf an Fort- und Weiterbeildung,*
8. *Kontinuierliche Konzeptentwicklung- und Anpassung."*[27]

5.1.3 Resümee

Die Arbeitsgruppe wollte mit dieser Studie für eine Abkehr von pauschalisierten Entgeltforderungen bei den Pflegesatzverhandlungen sensibilisieren.

Die Verhandlungsgrundlagen sind die sachgemäßen und notwendigen Versorgungsleistungen gemäß des § 85 SGB XI ff. und §93 BSHG ff.

Unterstützung gab es auch von einer Rechtsprechung des Bundessozialgerichtes die lautete:

„Unter den Bedingungen des vom Gesetzgeber angestrebten freien Wettbewerbs bestimmen beim Güteraustausch Angebot und Nachfrage den Preis einer Ware; dies ist die leistungsgerechte Vergütung. Es kommt mithin weder auf die Gestehungskosten des Anbieters noch auf die soziale oder finanzielle Lage des Nachfragers der Leistung an. [...] Der sich bildende Marktpreis ist das Ergebnis eines Prozesses und der Ausgleich der unterschiedlichen Interessenlagen."[28]

---

[27] Dürrmann, P., 2001, S. 161.
[28] BSG, Az.: B3P 19/00 R zitiert nach Dürrmann, P., 2001, S. 165-166.

Der Dauervorwurf gegenüber den Pflegekassen und Sozialhilfeträgern, sie würden die Leistungen und Preise diktieren, hilft als Argument nicht weiter. Pflegeheime müssen laut Dürrmann ihre altvertrauten Strukturen und Handlungsstrategien überdenken und offen für neue Konzepte sein. Gelungene Beispiele, wie eine gute Zusammenarbeit aus Kostenträgern und Leistungserbringern aussehen kann, werden im Kapitel 12.4.1 dargestellt. Die Beteiligten einigten sich, unter Einbindung des Sozialhilfeträgers, auf entsprechende Entgelte.[29]

5.2 Kritische Betrachtungen der Finanzierungssituation in der stationären Altenpflege

Nach der Einführung der Pflegeversicherung wurde gemäß Winkler (2008) deutlich, dass der Gesetzgeber den Personenkreis der Demenzkranken zu wenig Beachtung geschenkt hatte. Trotz des § 2 Abs. 1, dass die Hilfen darauf auszurichten sind, so dass die körperlichen, geistigen und seelischen Kräfte wiederzugewinnen sind. Laut Winkler sind es gerade die geistig Behinderten und die demenziell erkrankten Menschen, die im SGB XI zu wenig berücksichtigt werden.

Das, was Demenzkranke brauchen, nämlich ein Milieu, das Sicherheit und Geborgenheit bietet, diese Form der Beaufsichtigung und sozialer Betreuung ist nicht Bestandteil des SGB XI.

Der Pflegebedürftigkeitsbegriff ist an dem § 14 SGB XI gebunden.

Der Hilfebedarf der Demenzkranken wird ausschließlich auf diese Verrichtungen zeitlich eingeschätzt, wobei Anleitung und Beaufsichtigung ebenso Berücksichtigung finden wie die vollständige Übernahme der Handlungen des Schwerstpflegebedürftigen.

Anleitung und Beaufsichtigung müssen aber im direkten Zusammenhang mit den zu verrichtenden Tätigkeiten stehen.

Demenzkranke sind in den Begutachtungsrichtlinien als Personengruppe anerkannt, für die Erschwernisfaktoren geltend gemacht werden können. Bei dementen Menschen ist die Einsichtsfähigkeit für ihre Handlungen nicht gegeben und Handlungsabläufe müssen immer wieder von Neuem erlernt werden.

Nach Statistiken des Medizinischen Dienstes der Kranken- und Pflegekassen (MDS) wird der erhöhte Hilfebedarf von Demenzkranken bei diesen Verrichtungen von den Gutachtern mit höhern Hilfebedarfszeiten berücksichtigt. Dies bedingt eine höhere

---

[29] Vgl. Dürrmann, P., 2001, S. 152-167.

Pflegestufenempfehlung als bei körperlich Kranken, wenn die Bedarfszeiten nachweisbar und dokumentiert worden sind.[30]

Im § 84 SGB XI gibt es dazu eine Öffnungsklausel die lautet:

„(2) Die Pflegesätze müssen leistungsgerecht sein. Sie sind nach dem Versorgungsaufwand, den der Pflegebedürftige nach Art und dem Versorgungsaufwand, den der Pflegebedürftige nach Art und Schwere seiner Pflegebedürftigkeit benötigt, in drei Pflegeklassen einzuteilen. Bei der Zuordnung der Pflegebedürftigen zu den Pflegeklassen sind die Pflegestufen gemäß § 15 zugrunde zu legen, soweit nicht nach der gemeinsamen Beurteilung des Medizinischen Dienstes und der Pflegeleitung des Pflegeheimes die Zuordnung zu einer anderen Pflegeklasse notwendig oder ausreichend ist."[31]

Gemäß Puckhaber hat jeder Anspruch auf Leistungen der Pflegeversicherung, der nach dem Gesetz (§ 14 SGB XI) erheblich oder im hohen Maße Hilfe benötigt.

Die Richtlinien und Vorgaben der Pflegekassen versuchen diese Rechtsbegriffe so auszufüllen, dass dem Anliegen des Gesetzgebers Rechnung getragen wird.

Das Ziel ist eine bundesweit einheitliche Rechtsanwendung und Bearbeitungspraxis bei Pflegekassen und Medizinischen Diensten.

Der Individualisierungsgrundsatz für Menschen mit psychischen und geistigen Behinderungen ist dem Gesetz in der Regel fremd.[32]

Unter dem Gebot „die Ausgaben dürfen die Einnahmen nicht übersteigen", hatte der Gesetzgeber den Leistungsumfang begrenzt. Der Teilkaskoaspekt der Pflegeversicherung ist vor allem daran zu erkennen, dass nur Leistungen übernommen werden, die im Verrichtungskatalog des § 14 Abs. 4 SGB XI aufgelistet sind.

Dazu zählen Körperpflege, Ernährung, Mobilität und hauswirtschaftliche Versorgung.

Der 3. Senat des Bundessozialgerichtes hatte mehrmals entschieden, dass bei Anleitung und Beaufsichtigung laut § 14 Abs. 3 SGB XI nur der erforderliche Zeitaufwand für die einzelne Anleitung und Beaufsichtigung berücksichtigt wird. Die Zeitspannen zwischen den Hilfeleistungen der verschiedenen Verrichtungen und des Zeitaufwandes für die Anwesenheit von Pflegekräften wird nicht angerechnet.

Gemäß dem 3. Senat des Bundessozialgerichtes (BSG) vom 26.11.98 besteht kein Pflegebedarf im Sinne des oben genannten Paragraphen in Form einer ständigen

---

[30] Vgl. Winkler, A., 2008, S. 158-159.
[31] Klie, T., et al. 2005, S. 885.
[32] Puckhaber, H., 2001, S. 140.

Anwesenheit und Aufsicht einer Pflegeperson zur Vermeidung einer Selbst- oder Fremdgefährdung eines geistig Behinderten. [33]

Der Hilfebedarf außerhalb dieser Verrichtungen bleibt laut Gesetz unberücksichtigt. Diese Aufspaltung in einem anerkannten und einen nicht anzuerkennenden Hilfebedarf können Angehörige nicht verstehen. Abhilfe kann nur eine Erweiterung des Pflegebedürftigkeitsbegriffes schaffen.[34]

Im Gegensatz zur Behandlungspflege, die durch ärztliche Diagnosen und Verordnungen genau definiert sind, geht die soziale Betreuung mit einem pauschalen Anteil in das Leistungspaket der Pflegeheime mit ein. Der besondere Mehraufwand an Betreuung und Beaufsichtigung ist mit diesen pauschalisierten Vergütungsanteil nicht zu finanzieren.[35]

---

[33] Vgl. Trenk-Hinterberger, 1999 zitiert nach Puckhaber, H., 2001, S. 141.
[34] Vgl. Winkler, A., 2008, S. 159.
[35] ebd., S. 160.

6. Die Diagnose Demenz

Die Diagnose Demenz gehört zu den am häufigsten und folgenreichsten Erkrankungen im hohen Alter. Zurzeit leben in Deutschland ca. 1 Millionen Menschen, die an Demenz erkrankt sind. Es erkranken jährlich 200.000 Menschen neu an einer Demenz.

Mehr als zwei Drittel aller Demenzkranken sind Frauen. Die Hälfte aller Pflegebedürftigen in Privathaushalten ist an Demenz erkrankt. Demenz ist der wichtigste Grund für eine Aufnahme in einem Alten- oder Pflegeheim. Ungefähr 60 % der Heimbewohner sind daran erkrankt. Schätzungen vermuten, dass ca. 400.000 demente Menschen in Pflegeheimen versorgt werden.[36]

Demenz zu diagnostizieren ist nach Kitwood schwierig und hängt davon ab, wie viel Gewicht den Gedächtnisstörungen beigemessen wird. Viele einfache psychologische Methoden dienen als Schätzung des Leistungsvermögens zu einem bestimmten Zeitpunkt. Die Person wird in Bezug auf ihre Erziehung und der erlernten Fertigkeiten, vernachlässigt. Ein weiteres Problem bei der Diagnosestellung ist darauf zurückzuführen, dass eine Depression oft mit einem gewissen Grad an kognitiver Beeinträchtigung einhergeht.[37]

Die eindeutige Diagnose Demenz ist nach klinischer Beurteilung und psychologischer Tests nicht eindeutig erkennbar.[38]

Gemäß Haupt sind die Angaben einer gut informierten Bezugsperson für den Arzt die wichtigste Informationsquelle. Die klinische Diagnose ist in 80 % der Fälle zutreffend. Die Diagnose einer Alzheimer-Krankheit lässt sich nur durch Untersuchungen nach dem Tode durchführen.[39]

Kitwood ist der Ansicht, dass die wahre Diagnose einer Demenz auch dann nicht zutage kommt, wenn das Gehirn postmortal untersucht wurde. Er begründet dies damit, weil bei Menschen mit klinischen Kriterien einer Demenz, an deren Gehirnen keine neuropathologischen Befunde zu sehen waren. Bei Leuten mit klinischen und neuropathologischen Symptomen einer Demenz wo jedoch am Gehirn nichts diagnostiziert werden

---

[36] Vgl. Weyerer, S., 2005.
[37] Vgl. Hart & Semple, 1990, S. 100-106 zitiert nach Kitwood, T., 2004, S. 49.
[38] Vgl. Kitwood, T., 2004, S. 49.
[39] Vgl. Haupt, M., 1999., zitiert nach www.deutsche-alzheimer.de

konnte, wurde die Kategorie einer „Pseudodemenz" geschaffen. Die Schwierigkeit liegt darin, dass sie das diagnostische Verfahren in Frage stellt, das nicht zwischen echten und Pseudofällen unterscheiden kann.[40]

Bestimmte körperliche Zustände können die Symptome einer Demenz verstärken und so zu einer Fehleinschätzung gelangen. Darunter zählen toxische Verwirrtheitszustände, die akute Infektionen begleiten oder ihr nachfolgen. Auch Störungen des Hormonhaushaltes, wie z. B. bei einer Schilddrüsenunterfunktion zählen dazu.[41]

Die Verwirrtheit kann mit der Mangelernährung im Zusammenhang stehen, vor allem bei einem Vitamin-B12-Mangel. Hierbei ist jedoch nicht klar, ob das Vitamin die Ursache oder eine Begleiterscheinung ist.

Langanhaltende Schmerzen können ebenfalls die Wahrnehmung einschränken.[42]

Manche Menschen regieren mit chronischen Verwirrtheitszuständen auf eine, über einen längeren Zeitraum aufbauende Überdosierung mit Medikamenten.

Zu diesen Medikamentengruppen zählen Antipsychotika, einige Anti-Parkinson-Mittel, Antiepileptika und Tranquilizer.[43]

Nach Weyerer gehört zur Diagnostik einer Demenz eine gezielte Anamneseerhebung. Dazu zählen Angehörigenbefragung, Gedächtnisfragen (Alt-/ Neugedächtnis, Merkfähigkeit), Orientierungsfragen (örtlich, zeitlich und situativ), Erfassung der Alltagsaktivitäten und des früheren Leistungsniveaus. Zusätzlich gehören Leistungstests wie der Mini-Mental-Status-Tes (MMST), der die wichtigsten kognitiven Fähigkeiten abdeckt.

<u>Die wichtigsten diagnostischen Maßnahmen im Überblick:</u>

- Anamnese
- Fremdanamnese
- Körperliche Untersuchung
- Neurologische Untersuchung
- Psychopathologischer Befund
- Testpsychologische Untersuchung (MMST)
- Laborparameter

---

[40] Vgl. Kitwood, T., 2004, S. 48.
[41] Vgl. Allardyce, 1986c, zitiert nach Kitwood, T., 2004, S. 54.
[42] Vgl. Kitwood, T., 2004, S. 59.
[43] Vgl. Coleman, V., 1988, zitiert nach Kitwood, T., 2004, S. 60.

- Elektrokardiogramm
- Elektroenzephalogramm
- Kraniale Computertomogramm oder Magnetresonanztomographie
- Doppler-Sonographie (Gefäßultraschall)

Diese Verfahren dienen dazu, Erkrankungen, die sekundär zu einer Demenz führen können, zu erkennen.[44]

Die durchschnittliche Lebenserwartung beträgt laut Weyerer (2005), vom Beginn der Symptome bis zum Tode 4,7 bis 8,1 Jahre (was mit den 6,6 Jahren von Schaefer (2007) übereinstimmt) bei der Alzheimer-Demenz und 1 Jahr weniger bei der vaskulären Demenz. Sie ist außerdem abhängig vom Schweregrad und Erkrankungsalter, wobei bestimmte Faktoren zusätzlich eine Rolle spielen: Dazu zählen das männliche Geschlecht, hohes Alter, Schweregrad der Demenz und zusätzliche Erkrankungen.[45]

6.1 Die Schwierigkeit der Diagnosestellung Demenz am Beispiel Depression

Depression und Demenz beinhalten laut Kitwood (2004) neurochemische Veränderungen. Manche Formen der Depression können aufgrund einer Schädigung der Nervenstruktur auf subkortikaler Ebene entstehen.

Eine schwere Depression bei älteren Menschen wird oft von einem Abbau kognitiver Fähigkeiten begleitet. Dieser Verlust an kognitiven Fähigkeiten kann höher sein als die typischen Stimmungsstörungen einer Depression. Dies führte zur Schaffung der Kategorie „Pseudodemenz", die häufig unter dem Begriff der „depressionsinduzierten kognitiven Beeinträchtigung" bekannt ist.[46]

Demzufolge sind viele Personen mit der Fehldiagnose einer primären degenerativen Demenz belegt worden, währenddessen die Therapieansätze eher in der Behandlung einer Depression zu finden gewesen wären.

Die Unterscheidung besteht darin, dass bei einer Depression die verlorenen kognitiven Fähigkeiten wiedererlangt werden können. Ist eine Person an einer Depression erkrankt, dann ist sie morgens oft antriebsarm und die Leistungsfähigkeit nimmt gegen Abend zu.

---

[44] vgl., Weyerer, S., 2005.
[45] Vgl. Heymann, 1996 zitiert nach Weyerer, S., 2005.
[46] Vgl., Rabins und Pearlson, 1994 zitiert nach Kitwood, T., 2004, S. 53.

Bei Demenzkranken ist dies gerade umgekehrt. Viele Fälle von Depressionen stehen im Zusammenhang mit einem neurochemischen Ungleichgewicht im Gehirn. Ist das Nervengewebe dauerhaft geschädigt, dann ist eine Behandlung der Depression schwierig.

Diese kurze Abhandlung der Beziehung zwischen Demenz und Depression verdeutlicht, wie problematisch es ist sich nach diagnostischen Kategorien zu orientieren.

Es gibt ein weites Spektrum an kortikaler und subkortikaler Veränderungen im Nervengewebe. Aufgrund der Veränderungen können Defizite in jeder Kombination von bis zu 40 verschiedenen Neurotransmittern entstehen. Die traditionelle Unterteilung in organische und funktionelle Erkrankung ist demnach nicht mehr tragbar.[47]

6.2 Psychologische Testverfahren zur Früherkennung von Demenz

Die sichere Diagnose einer Demenz ist im frühen Stadium einer Demenz schwierig zu stellen. Deshalb sind nach Trittschack psychosymetrische Untersuchungen zur Abgrenzung normaler Altersvergesslichkeit sehr wichtig. Einige der Früherkennungstests werden kurz erläutert:

1. Mini-Mental-Status-Test (MMST)

Der MMST ist wohl das bekannteste und am weitesten verbreitete Testverfahren (Folstein 1975). Es werden typische Symptomkomplexe, wie zeitliche und örtliche Orientierung, Aufmerksamkeit, Merk-, Rechen und Erinnerungsfähigkeit sowie Sprache standardisiert abgefragt. Leichte Formen einer beginnenden Demenz werden nicht erkannt. Zur Therapie- und Verlaufskontrolle eignet sich der MMST nur bedingt. Die Beurteilung erfolgt ohne Berücksichtigung des Alters- und Bildungsstandes.

2. Demenz-Detektion (DecTect)

Der DemTect ist aufgrund seiner Sensitivität zur Frühdiagnostik gut geeignet (Kessler 2000). Geprüft werden unmittelbare und verzögerte Wiedergabe, Zahlentranskodierung, Wortflüssigkeit und Arbeitsgedächtniskapazität. Für Schwerhörige, Sehbehinderte und motorisch behinderte Menschen ist der Test ungeeignet.

---

[47] Vgl. Kitwood, T., 2004, S. 53-54.

3. Rapid-Dementia-Screening-Test (RDST)

Der RDST ist eine Ausgliederung der Zahlentranskodierung und der Wortflüssigkeitsprüfung des DemTect. Dabei kommt es zu einer Zeitersparnis und Validitätsminderung. Ansonsten gelten dieselben Bedingungen wie beim DemTect.[48]

4. Der Uhren-Test

Der Uhren-Test (Kirby et al. 2001) ist genauso wie der DemTect und RDST zur Frühdiagnostik geeignet. Die Person soll das Ziffernblatt einer Uhr und Zeiger zeichnen. Visuell konstruktive Störungen werden dadurch erkannt. Trotz der Einfachheit der Aufgabe, können viele im Frühstadium einer Demenz diese nicht lösen.

Es liegen zurzeit noch keine Durchführungs- und Auswertungsrichtlinien vor. Der Uhrentest ist von daher nur in Kombination mit anderen Testverfahren einzusetzen.

5. Tests zur Früherkennung von Demenzen mit Depressionsabgrenzung (TFDD)

Der TFDD untersucht die kognitiven Leistungen einschließlich einer Selbst- und Fremdbeurteilung der Depressivität der ProbandInnen. Eine Depressivitätsbeurteilung erübrigt sich somit. Der TFDT weist eine hohe Sensitivität und Spezifität aus.

6. Syndrom-Kurztest (SKT)

Der SKT ist durch eine Normierung nach Altersgruppen und Intelligenzniveau gekennzeichnet. Er ist gut bei PatientInnen mit leichter und mittlerer Demenz geeignet. Aufgrund der Zeitlimitierung der Testaufgaben, kann es bei depressiven und „verlangsamten" PatientInnen zu einer schlechteren Beurteilung kommen.

Um die Vor- und Nachteile einzelner Tests auszugleichen, ist es sinnvoll die verschiedenen Testverfahren miteinander zu kombinieren. Bei der Durchführung der erwähnten Testverfahren sind die individuellen Besonderheiten der PatientInnen und Testsituationen einzukalkulieren.[49]

---

[48] Vgl. Trittschack, W., 2006, S. 14.
[49] ebd., S. 15.

7. Krankheitsformen der Demenz

Der deutlichste Hinweis auf eine Demenz ist daran zu erkennen, dass die kognitive Leistung von einem früheren Niveau aus betrachtet, gesunken ist. Die Diagnose einer möglichen Demenz lässt die Frage offen, welche psychologischen und pathologischen Prozesse daran beteiligt sind.[50]

In der Intelligenzforschung unterscheidet man laut Weyerer (2005) zwischen der fluiden und der kristallinen Intelligenz. In der fluiden Intelligenz kommt die Güte und Schnelligkeit der Informationsverarbeitung zum Ausdruck. Während die Kristalline Intelligenz die Fähigkeiten, das Erfahrungswissen, Wortschatz und Sprachverständnis umfasst.

Der normale Verlauf der beiden Komponenten wäre:

- Einbußen im Bereich der fluiden Intelligenz mit zunehmendem Alter.
- Stabilität der kristallinen Intelligenz im hohen Alter.

Es ist nicht einfach, altersübliche Veränderungen von frühen Demenzstadien zu unterscheiden. Erschwert wird die Unterscheidung durch den schleichenden Beginn der demenziellen Erkrankung und durch Stadien der Normalität und Frühsymptomen einer Demenz.

Unter leichten kognitiven Einschränkungen versteht man eine, mit Hilfe von Tests nachweisbare Gedächtnisstörung. Die intellektuellen Fähigkeiten lassen nach, ohne eine Einschränkung der Alltagsfunktion. Die internationale Klassifikation von psychiatrischen Erkrankungen sieht die Klassifikation ICD-10 F06.7[51] für leichte kognitive Störungen vor. Eine leichte kognitive Störung muss jedoch nicht die Vorstufe einer Demenz sein. In den diagnostischen Leitlinien der ICD-10 werden folgende Voraussetzungen für eine Diagnose verlangt:

- Nachweis einer Gedächtnisabnahme und Denkvermögens.
- starke Beeinträchtigung der Aktivitäten und des täglichen Lebens.

Beeinträchtigungen des täglichen Lebens umfassen unter anderem, Ankleiden, Essen sowie die persönliche Hygiene. Die Dauer der Beeinträchtigung sollte mindestens 6 Monate betragen.[52]

---

[50] Vgl. Kitwood, T., 2004, S. 42.
[51] Vgl. www.dimdi, 2006.
[52] Vgl. Weyerer, S., 2005.

Die primären Demenzen stehen mit einer Schädigung des Hirngewebes im Zusammenhang, während die sekundären Demenzen auf pathologischen oder physiologischen Störungen zurückzuführen sind. Nach Kitwood kommt die Person bei einer „leichten Demenz" alleine zu recht. Bei einer „mittleren Demenz" benötigt die betroffene Person Hilfestellung und bei einer „schweren Demenz" benötigt sie dauerhafte Unterstützung in der Lebensführung.[53]

Freter (2008) unterteilt die Demenz-Stadien in drei Schweregrade:

1. Frühes Stadium:

Es liegen erste kognitive Störungen vor, vor allem Gedächtnis- und Orientierungsstörungen treten auf. Das Autofahren wird schwieriger, Geldgeschäfte können nicht mehr getätigt werden etc. Zusammengefasst lässt sich sagen, dass Alltagsfähigkeiten einfach verloren gehen.

2. Mittlere Stadium:

Die Person kann nicht mehr den Alltag ohne Hilfe von anderen meistern. Die zeitliche, örtliche und personelle Orientierung nimmt ab. Das Langzeitgedächtnis und die Aufnahmefähigkeit gehen verloren. Es treten die ersten Sprachstörungen, Verhaltensauffälligkeiten und Inkontinenzstörungen auf.

3. Fortgeschrittenes Stadium:

Die geistigen und körperlichen Abbauprozesse nehmen weiter zu und die Demenzkranken sind auf völlige Hilfe Dritter angewiesen.[54]

Skalen oder Schemata zur Einteilung der verschiedenen Demenz-Stadien können hilfreich sein, indem sie die Aufmerksamkeit auf die Natur einer Behinderung lenken. Sie beschränken sich gleichzeitig auf einen simplen neurologischen Determinismus und die Sozialpsychologie wird vernachlässigt.[55]

---

[53] Vgl. Müller-Hergel, C., 2004, S. 43.
[54] Vgl. Freter, H., 2008, S. 11-12
[55] Vgl. Kitwood, T., 2004, S. 43.

7.1 Alzheimer-Krankheit

Die Alzheimer-Krankheit wurde erstmals von dem deutschen Arzt Alois Alzheimer im Jahre 1907 beschrieben.[56]

Bickel (2008) unterscheidet die neurobiologischen Grundlagen der Alzheimer-Krankheit in makroskopische und mikroskopische Veränderungen:

Makroskopische Veränderungen

Die klinischen Symptome werden durch einen Verlust von Nervenzellen hervorgerufen. Die Folgen sind eine Verkleinerung des Gehirns um bis zu 20 % und eine Vertiefung der Windungsfurchen an der Hirnoberfläche sowie eine Erweiterung der Hirnkammern. Die Schrumpfung des Gehirns kann mit bildgebenden Verfahren wie Computertomographie (CT) oder Magnetresonaztomographie (MRT) entdeckt werden.

Mikroskopische Veränderungen

Der Verlust von Nervenzellen findet laut Bickel in der Hirnrinde und in tiefer liegenden Hirnstrukturen statt. Es werden dadurch die der Informationsweiterleitung und -verarbeitung dienenden Übertragungsstellen zerstört. Hierbei kommt es zu einer Wucherung von Sützzellen. Aufgrund des Absterbens von Zellen im Meynert-Basalkern kommt es zu einer Verminderung des Überträgerstoffs Acetycholin in der Hirnrinde.

Diese Veränderung bewirkt Störungen der Informationsverarbeitung. Das Charakteristische an der Alzheimer-Krankheit ist, dass sich Einweißfasern im Gehirn ablagern. Es handelt es sich hierbei um die Neurofibrillenbündel. Das zweite typische Merkmal sind Eiweiß-Ablagerungen (Amyloid) zwischen den Nervenzellen. Das Amyloid lagert sich auch in den Wänden von Kapillargefäßen ab[57]. Dadurch kommt es zu Störungen der Sauerstoff- und Energieversorgung des Gehirns.[58]

Bei einem fortgeschrittenen Stadium können laut Kitwood bis zu 40 % der Neuronen verlorengegangen sein. Aufgrund einer globalen Atrophie des Gehirns schrumpft dessen äußeres Volumen, während das innere (ehemals liquorgefüllten Ventrikel) sich vergrößert. Pathologisch gesehen gibt es vom Alzheimer-Typus keine altersabhängigen Unterschiede. Einigen Forschern ist jedoch die Heterogenität der Erkrankung aufgefallen. Dies mag damit zusammenhängen, dass ein einziger Krankheitsprozess bei verschiedenen Menschen zu unterschiedlichen Ergebnissen führt.

---

[56] Vgl. L. Mace, N., 2001. S. 324.
[57] siehe Anlage16.3.
[58] Vgl. Bickel, H., 2008., zitiert nach www.deutsche-alzheimer.de

Die wahrscheinlichere Erklärung wäre, dass Alzheimer-Krankheit ein Oberbegriff ist, der mehrere verschiedene pathologische Prozesse abdeckt.[59]

7.1.1 Die Genetik der Alzheimer-Krankheit

Mit dem Fortschreiten der Techniken zur genetischen Forschung wurde dem Thema Alzheimer-Krankheit laut Kitwood mehr Aufmerksamkeit geschenkt. Es wird angenommen, dass es zwei Hauptkategorien der Alzheimer-Krankheit gibt. Die erste ist selten und befällt weltweit ein paar tausend Familien. Man spricht hier von einer „Genetik der Unausweichlichkeit". Die Person, das von einem Elternteil eine Kopie des fehlerhaften Gens erhält, entwickelt mit hoher Wahrscheinlichkeit eine Alzheimer-Krankheit. Die zweite Kategorie, die „Genetik der Wahrscheinlichkeit" sagt aus, dass die Wahrscheinlichkeit hoch ist an einer Alzheimer-Krankheit zu erkranken. Das Protein Apolipoprotein (Apo E) ist vor allem bei den unter 60-jährigen an der Entstehung einer Alzheimer-Krankheit beteiligt.

Die zentrale Frage die noch unbeantwortet ist lautet: Was unterscheidet die Menschen die an Demenz erkranken, von denen, die nicht daran erkranken? Wissenschaftler versuchen darauf eine Antwort im epigenetischen (Epigenese: Entwicklung durch Neubildung)[60] Bereich zu finden.

Sie stehen im Zusammenhang mit der Art, in der sich alle Individuen bei vorgegebenen Ausstattungen entwickeln. Die Dynamik der Zellfunktion muss auf eine andere Weise erklärt werden.[61]

Weyerer (2005) unterteilt die Alzheimer-Demenz weiter in familiäre und sporadische Formen. Der familiäre Anteil wird auf 5-10 % geschätzt.

Die Mehrheit erkrankt an der sporadischen Form, das heißt ohne offenkundige familiäre Häufung.

Die Entstehungsursachen der Alzheimer-Demenz sind, abgesehen von genetischen Faktoren, im Wesentlichen unbekannt. Es spielen bei der Entstehung mehrere Faktoren eine Rolle. Das Alter ist der wichtigste Risikofaktor. Personen mit leichten kognitiven Störungen gehören auch dazu.

Aus Studien geht hervor, dass Bluthochdruck im mittleren Lebensalter ein hoher Risikofaktor für die spätere Entwicklung kognitiver Defizite dargestellt.

---

[59] Vgl. Kitwood, T., 2004, S. 43-44.
[60] Duden, 2006, S. 372.
[61] Vgl. Kitwood, T., 2004, S. 44-60.

Eine hohe Kalorienzufuhr und fettreiche Ernährung würde das Risiko einer Alzheimer-Demenz erhöhen, währenddessen eine Fischreiche Kost würde sie reduzieren würde.

Es gibt Hinweise dafür, dass die Einnahme von nichtsteroidalen Antirheumatika, das Risiko einer Alzheimer-Demenz vermindern. Beim jetzigen Wissensstand ist eine Einnahme dieser Medikamente zur Prävention von Alzheimer-Demenz nicht angebracht.[62]

7.2 Die vaskuläre Demenz oder Mulitinfarkt-Demenz

Kitwood beschreibt, dass Demenz auch wegen einer zerebro-vaskulären Krankheit entstehen kann. Hierbei kommt es zu einer verringerten Blutzufuhr des Gehirns. Durch Ablagerung von Amyloid (sich ablagernder Protein-Ploysaccharid-Komplex)[63] kann es in größeren oder kleineren Arterien zu einem Verschluss kommen. Die häufigeren Schäden umfassen die graue Hirnsubstanz und im geringeren Umfang die weiße Hirnsubstanz. Der Begriff „vaskuläre Demenz" deckt ein weites Spektrum ab. Es gibt Erkrankungen, die sich als kleine Hirninfarkte klassifizieren ließen und wo der Schaden eher generalisiert ist. Dieses klinische Bild ist mit dem der „Alzheimer-Krankheit" sehr ähnlich.[64] L. Mace spricht auch von einer Multiinfarkt-Demenz, die je nachdem welche Hirnteile geschädigt wurden entweder das Gedächtnis, Sprachvermögen oder die Koordination beeinflusst.[65]

Nach Mielke und Heiss erhöhen folgende Faktoren das Risiko an einer vaskulären Demenz zu erkranken:

- Vorhofflimmern.
- Bluthochdruck.
- koronare Herzkrankheit.
- Diabetes mellitus.
- Chronischer Alkoholmissbrauch.
- Fettstoffwechselstörungen.

---

[62] Vgl. Weyerer, S., 2005.
[63] Pschyrembel, 1994, S. 58.
[64] Vgl. Kitwood, T., 2004, S. 45.
[65] Vgl. L. Mace, N., 2001, S. 326.

- Übergewicht.
- Rauchen.[66]

7.3 Alzheimer vom gemischten Typus

Aufgrund von neuropathologischen Untersuchungen in den 60er Jahren, fanden laut Kitwood Forscher bei Gehirnen von an Demenz Verstorbenen die Zeichen des Alzheimer-Typus, als auch pathologische Befunde der Gefäße. Es ist aber schwierig zu bestimmen, welcher Typus zum Versagen der Hirnfunktion verantwortlich war.

Es ist anzunehmen, dass je älter die Person mit Alzheimer-Krankheit wird, das Gehirn auch Gefäßschäden aufweist.

Bei dementiellen Erkrankungen, gibt es den kortikalen Typus und den subkortikalen Typus. Beim kortikalen Typus liegen die Schäden vermutlich in der Hirnrinde, während sie beim subkortikalen Typus eher in den tieferen Regionen des Gehirns zu finden sind.

Die meisten Demenzen mit pathologischen Befunden sind in kortikalen und subkortikalen Regionen zu finden. Von daher ist die Unterscheidung zwischen kortikal und subkortikal irreführend.

Fotographisches Beweismaterial, wie z. B. CT (Computertomographie) ist kein sicheres Anzeichen für eine Demenz. Alle wichtigen neuropathologischen Befunde, finden sich auch in Gehirnen von Menschen ohne kognitive Beeinträchtigungen. So sind auch bei „normalen" Menschen Gehirnatrophien von einem Grad messbar.[67]

Es besteht demnach keine Möglichkeit, die Alzheimer-Demenz oder die vaskuläre Demenz dem Schlüsselkriterium einer klassischen Krankheit zuzuordnen.

Nach dem klassischen Krankheitskriterium würden in den Fällen wo Symptome auftreten auch pathologische Merkmale vorliegen.[68]

Die nächsten aufgeführten Krankheiten gehören nach den Aussagen vom L. Mace (2001) ebenfalls zu den Demenz-Erkrankungen.

---

[66] Vgl. Mielke, R. et al. 2003, zitiert nach Weyerer, 2005.
[67] Vgl. Jacob und Levy, 1980; Burns et al., 1991 zitiert nach Kitwood, T., 2004, 47.
[68] Vgl. Kitwood, T., 2004, S. 48.

7.4 Demenz mit Lewy-Körperchen

Die Demenz mit Lewy-Körperchen wurde gemäß L. Mace in den 80er Jahren beschrieben. Sie kann für 5-10 % aller Demenzen verantwortlich sein. Der Nachweis von Lewy-Körperchen im Gehirn ist mikroskopisch nachweisbar. Ursprünglich dachten Wissenschaftler, dass Lewy-Körperchen nur bei Parkinson-Erkrankten zu finden sind.[69]

Die Symptome der Demenz mit Lewy-Körperchen sind mit denen der Alzheimer-Demenz vergleichbar. Bei Beginn der Krankheit weißt diese eine milde Parkinson-Symptomatik auf. Typische Parkinson-Symptome wie Steifigkeit, Verlangsamung und Gehunsicherheit sind zu erkennen.

7.5 Frontotemporale Demenz einschließlich Pick-Krankheit

Die Pick-Krankheit wurde zu Beginn des 20. Jahrhunderts durch Ludwig Pick beschrieben. Bei der Autopsie des Gehirns wurden die sogenannten „Pick-Kugeln" und eine Hirnathrophie entdeckt. Hierbei kommt es zu einer Schwellung der Nervenzellen (Pick-Zellen) und des Weiteren zu einer Veränderung des Charakters und der Persönlichkeit.[70]

In den 80er Jahren bemerkten Forscher, dass 5 % der Demenzkranken bei der Autopsie die beschriebenen Gehirnveränderungen aufwiesen. Da nur wenige Gehirnlappen betroffen sind, ist diese Krankheit auch als lobäre Demenz bekannt.

7.6 Binswanger-Demenz

Sie ist eine seltene vaskuläre Demenz, die auf hohem Blutdruck zurückzuführen ist. Sie kann mit Hilfe der Magnetresonanz-Tomographie (MRT), der Computertomographie (CT) und der Autopsie identifiziert werden.

Zurzeit gibt es noch keine standardisierten Diagnosekriterien und die Bedeutung der Diagnosestellung wird diskutiert.

7.7 AIDS

AIDS ist eine Virus-Erkrankung die in den 70er Jahren entdeckt wurde. AIDS steht für die englische Bedeutung „acquired immundeficiency syndrome". Das Virus, das die Erkrankung AIDS auslöst ist unter dem Namen HIV (human immunodeficiency virus)

---

[69] Vgl. L. Mace, N., 2001, S. 326.
[70] Vgl. Pschyrembel, 1994, S. 1193.

bekannt. Das Virus greift primär das Immunsystem an, so dass der Körper anfällig für verschiedene bakterielle und virale Krankheiten wird.

AIDS verursacht oft eine Demenz. Die Häufigkeit ist jedoch nicht näher bekannt, aber es wird vermutet, dass die Hälfte aller AIDS-Kranken Beeinträchtigungen des Denkens aufweisen. Vorraussetzung für dementielle Symptome ist, dass sich das Virus im Gehirn ausbreitet, wobei nur bestimmte Zelltypen befallen werden.[71]

---

[71] Vgl. L. Mace, N., 2001. S. 326-S. 329.

8. Die nicht medikamentöse Behandlung der Alzheimer-Krankheit

Weyerer (2005) führte aus, dass es heute genügend nichtmedikamentöse Behandlungsformen und neue Arzneimittel gibt, die das Fortschreiten kognitiver Störungen verzögern. Es ist jedoch nicht möglich den degenerativen Prozess aufzuhalten.

Neben Medikamenten gibt es viele Interventionsstrategien bei Demenz, die das Wohlbefinden und die Lebensqualität verbessern.

8.1 Psychologische Interventionen

Vor allem bei einer beginnenden Demenz sind kognitive, verhaltensnahe und realitätsbewältigende Interventionen möglich. Darunter gehört das von Plattner und Erhard (1999) entwickelte verhaltenstherapeutische Kompetenztraining (VKT). Andere Therapieformen wären, die Selbsterhaltungstherapie (SET) nach Romero und Eder (1992), die biographieorientierte Erinnerungstherapie oder verschiedene Musik-, Tanz- und Maltherapien zur Anwendung im fortgeschrittenen Stadium.

Validation dient dazu, um mit Demenzkranken Menschen zu kommunizieren. Insbesondere die integrative Validation und z. B. die basale Stimmulation wurden als Therapieansätze zur Behandlung von Demenz im fortgeschrittenem Stadium entwickelt. Bei der Validation handelt es sich um eine weitverbreitete Interaktionsform zwischen Pflegenden und dementen Menschen. Obwohl die Wirksamkeit der genannten Methoden nicht ausreichend belegt sind, gelten sie in der Praxis als hilfreich und für die Betroffenen zugänglich.

8.2 Ökologische und soziale Interventionen

Demenzkranke sind auf eine materielle Umwelt angewiesen, die sich dem Krankheitsverlauf anpasst. Eine optimale Umgebung für demente Menschen sollte nach Lawton et al folgende Funktionen erfüllen:

- übersichtlich sein sowie Sicherheit und Geborgenheit ausstrahlen.
- Kompetenzerhaltung unterstützen und maximale Bewegungsfreiheit gewährleisten sowie stimulierend wirken. Dies wird unter anderem erreicht durch eine Abgrenzung der Tages- und Therapieräume von den Fluren durch Glaswände bzw. breite Türen oder über angenehme Düfte, anregende „Geräuschkulisse" und unterschiedliche Beschaffenheit der Tastflächen.

- Kontinuität und Bezug zum bisherigen Lebenszusammenhang herstellen z. B. durch eigene Möbel eine häusliche Atmosphäre schaffen.
- Physikalische Umweltfaktoren den Kranken anpassen z. B. durch diffuses schattenfreies Licht von mindestens 500 Lux in Augenhöhe und möglichst gleichmäßige Lichtstärke in allen Räumen, zeitweise ausgesuchte Hintergrundmusik, jedoch keine schwer lokalisierbare Geräusche.
- Unterstützung der Orientierung, das heißt Armaturen und Spiegel sollen dort angebracht werden, wo man sie erwartet.
- Erfahrungen und Kontakt mit Tieren zu lassen.
- Rückzugsgebiete mit gesonderten Ruheräumen bieten.[72]

Vor dem Hintergrund der wachsenden Probleme in der stationären Versorgung dementer Personen, wurden neue Betreuungsansätze unter Berücksichtigung der Empfehlungen von Lawton eingeführt.

Bei der Umsetzung neuer Konzepte zur Versorgung demenzkranker Bewohner bezog sich Weyerer auf ein von 1991 bis 1994 entwickeltes Modellprojekt in Hamburg[73]

Laut Gutzmann (2000) ist eine stabile und verlässliche Umwelt für Demenzkranke Personen unerlässlich. Eine nicht medikamentöse Therapie kann einen leistungs- oder stimmungsmäßigen Fortschritt bedeuten, wenn sie aus der Unterforderung in den Bereich positiv erlebter Leistungsfähigkeit führt. Auf der anderen Seite kann sie sich negativ auswirken, wenn die dementen Personen überfordert werden. Respekt gegenüber Demenzkranken und die Berücksichtigung begrenzter Bewältigungsmöglichkeiten sind für die nicht medikamentöse Therapie sehr wichtig.

Im nächsten Abschnitt werden Vorschläge aufgezeigt, die es laut Gutzmann zu den nicht medikamentösen Therapieformen gibt:

- **Verhaltenstherapien:** Verhaltenstherapeutische Techniken gelten als die erprobtesten Verfahren. Es werden vor allem positive Anreize (Belohnungen) gesetzt. Sie ermöglicht eine Verhaltensänderung ohne die aktive Mitarbeit des Demenzkranken. Mit Hilfe der Verhaltenstherapie werden störende Sozialverhalten abgebaut, eine größere Selbstständigkeit erreicht und verloren gegangene Kompetenzen (z. B. essen oder sich waschen) wieder gewonnen.

---

[72] Vgl. Lawton, MP et al., 1997 zitiert nach Weyerer, S., 2005.
[73] siehe Anlage 12.4.1.1.

- **Kognitives Training:** Spielen und gleichzeitiges lernen ist in keiner Gruppe mehr wegzudenken. Je mehr die körperlichen Bewegungen mit einbezogen und geübt werden, desto eher ist ein Erfolg zu erwarten. Wenn aber nur das trainiert wird, was beeinträchtigt ist (z. B. das verbale Gedächtnis), dann droht Überforderung. Gegen einen demetiellen Prozess anzukämpfen ist somit wenig erfolgversprechend. Je ausgeprägter die Demenz, desto weniger ist ein kognitives Training sinnvoll
- **Realitätsorientierung (ROT):** Sie ist vor allem für Demenzpatienten mit fortgeschrittenem Stadium geeignet. Zwei Modelle werden eingesetzt. Beim ersten Modell werden Personen, Zeit und Ort wie in der Schule ständig wiederholt. Dieses Modell hatte sich jedoch als nicht nützlich festgestellt. Das zweite Modell bietet den PatientInnen „Realitätsanker", in Form der direkten Ansprach oder als optische und akustische Orientierungshilfe. In der stationären Altenhilfe können eine Vielzahl realitätsorientierter Interventionsmöglichkeiten angewendet werden.
- **Erinnerungstherapie:** Bei der Erinnerungstherapie geht es darum, die Lebenszufriedenheit von dementen Menschen anhand von positiven Erinnerungen aufzufrischen. Alte Photographien und Musikstücke aus bestimmten Lebensbereichen, dienen hierbei als „Erinnerungsanker".
- **Selbst-Erhaltungs-Therapie (SET):** Die SET bezieht sich direkter auf die Alzheimer-Krankheit als die bisher genannten Therapieformen. Sie ist eine Art Trainingsverfahren, dass das längere Erhaltenbleiben der Persönlichkeit anstrebt, die durch vier Prozesse gefährdet sind: Verletzung der personalen Kontinuität, Erlebnisarmut, Veränderungen der Persönlichkeit und des Gefühlslebens sowie des Selbstwissensverlustes. Die Therapie knüpft gezielt an weniger beeinträchtigte Kompetenzen an und ermöglicht somit Erfolge.
- **Kunsttherapie:** Die Kunst- und Musiktherapie richtet sich vor allem auf die Emotionalität und Kreativität Demenzkranker. Hiermit sollen sie Gelegenheit erhalten, mit der künstlicheren Gestaltung als Medium Gefühle zu erleben. Bis ins fortgeschrittene Demenzstadium lassen sich somit mit Hilfe von Musik und Bildern den kreativen Zugang zu den Betroffenen offenhalten.

- **Validation:** Bei der Validation handelt es sich mehr um ein Bündel von Umgangsprinzipien und nicht um ein eigentliches Therapieverfahren. Es geht darum, dem Kranken durch Validieren (das heißt für gültig Erklären) seiner Äußerungen oder Verhaltensweisen, durch Respektierung seiner Individualität und Entschlüsselung seiner Verhaltensauffälligkeiten mit Hilfe des biographischen Wissens zu helfen. Eine wissenschaftliche Überprüfung fand noch nicht statt.
- **Milieutherapie:** Sie umfasst die gesamte Veränderung des Wohn- und Lebensbereiches. Es werden vermehrt nichtgenutzte Fähigkeiten angeregt. Die demente Person kann sich durch eine Anpassung der Umgebung an die Störungen von Gedächtnis und Orientierung in der Umgebung besser zu Recht finden. Dies würde ein höherer Grad an Autonomie bedeuten.[74]

8.2.1 Validation als Therapieform in der Betreuung von Demenzkranken

8.2.1.1 Validation nach Naomi Feil

Validation ist nach Feil (2000) eine Kommunikationsform, mittels derer man mit Menschen, die an Alzheimerkrankheit erkrankt sind, in Verbindung treten kann. Validation ist eine Geisteshaltung, die den Demenzkranken Respekt und Einfühlung entgegen bringt.

Damit das Verhalten einer demenzkranken Person verstanden werden kann, müssen die Bedürfnisse bekannt sein. Es ist schwierig ein Verhalten als angemessen oder als unangemessen zu beurteilen, wenn die Bedürfnisse nicht bekannt sind.

Hinter jedem Verhalten, steht eine Ursache. Das Verstehen, warum demente Menschen sich so benehmen, und das Akzeptieren dieser Verhaltensweisen sind die Schlüssel zur Validation. Manche Menschen, die jetzt Demenzkrank sind, hatten es in der Vergangenheit versäumt, bestimmt Lebensaufgaben zu tätigen. Diese unerledigten Aufgaben, möchten sie jetzt noch erfüllen, damit sie sterben können.

---

[74] Vgl. Gutzmann, H., 2000., zitiert nach www.deutsche-alzheimer.de

Sie erleben vier Stadien der Aufarbeitungsphase:

1. *„Mangelhafte/unglücklich Orientierung*
2. *Zeitverwirrtheit*
3. *Sich wiederholende Bewegungen*
4. *Vegetieren/Vor-sich-hin-Dämmern."*[75]

Demenzkranke lassen sich nicht so einfach, einer dieser Kategorien zuordnen. Es kann keine allgemeingültige Zuordnung geben, weil Demenzkranke manchmal zwischen diese Stadien hin- und herwechseln.

Naomi Feil hatte zehn Grundsätze und Werte der Validation aufgestellt, die für die Betreuung von dementen BewohnerInnen in Pflegeheimen wichtig sind:

Die zehn Grundsätze und Werte der Validation nach Naomi Feil

1. Alle Menschen sind einzigartig und werden als Individuen behandelt.
2. Alle Menschen sind wertvoll, ganz egal, wie schwer verwirrt sie sind.
3. Es gibt Gründe, für das Verhalten von dementen Menschen.
4. Verhaltensauffälligkeiten bei Demenzkranken sind, neben anatomischen Veränderungen im Gehirn, das Ergebnis einer Kombination von körperlichen, sozialen und psychischen Veränderungen, die im Leben stattgefunden hatten.
5. Verhaltensänderungen lassen sich nicht erzwingen.
6. Demenzkranke müssen akzeptiert werden, so wie sie sind.
7. Schaffte eine Person es nicht bestimmte Aufgaben im jeweiligen Lebensabschnitt zu erledigen, dann können psychische Probleme entstehen.
8. Lässt das Kurzzeitgedächtnis nach, dann greifen Demenzkranke auf frühere Erinnerungen zurück. Bildet sich die Sehstärke zurück, dann sehen sie mit dem „Inneren Auge". Wird das Hörvermögen schlechter, hören sie Klänge aus der Vergangenheit.
9. Schmerzäußerungen die ausgedrückt, anerkannt und validiert werden, nehmen ab. Sie verstärken sich, wenn sie ignoriert werden.
10. Einfühlung und Mitgefühl reduziert Angstzustände und führt zu Vertrauen und Würde.

---

[75] Feil, N., 2000. S. 44.

Um validieren zu können benötigt die Pflegekraft keinen Hochschulabschluss, sondern das Vermögen, Demenzkranke zu akzeptieren und sich in sie einzufühlen.

Pflegekräfte müssen fähig sein ihre eigenen Urteile und Erwartungen hinten anzustellen.[76]

8.2.1.2 Die integrative Validation (IVA) nach Nicole Richards

Die Psychogerontologien Nicole Richard entwickelte das Modell Validation von Naomi Feil weiter, zu einem praxisorientierten Modell (Richard 1994a, b; 1995a, b).[77]

Seit das Konzept der IVA in den Neunziger übernommen worden ist, ist sie laut Barthlolomeyczik eine der Stützsäulen in der Demenzbetreuung.

Die IVA distanzierte sich von der Annahme von Feil, Demenz entstehe unter anderem wegen der Erfüllung unvollendeter Lebensaufgaben. Der Schwerpunkt liegt in der Vermittlung von praktischen Fertigkeiten.

Die IVA basiert auf vier Ausgangspunkten:

1. eine personenzentrierte und wertschätzende Grundhaltung
2. Wahrnehmungskompetenz der Pflegekräfte,
3. validierende Umgangsfertigkeiten und
4. der Verknüpfung mit der Körpersprache, Biographiearbeit, Basale Stimmulation, Hospizarbeit und Milieutherapie.[78]

Die IVA hat nach Lärm das Ziel, ein vertrauensvolles Klima zu schaffen. Der Schwerpunkt liegt auf der emotionalen Kommunikationsebene. Zu Beginn des Gespräches werden Gefühle und Antriebe angesprochen, wertgeschätzt und akzeptiert. Das Vertrauen zwischen Pflegekraft und Demenzkranken wird somit aufgebaut und der demente Mensch fühlt sich verstanden und angenommen. Im Verlauf des Gesprächs werden allgemeine Redewendungen und Sprichworte verwendet, die zu den Antrieben passen. Ist die demente Person sehr „Ordnungsliebend", dann können Sätze wie z. B. „Ordnung ist das halbe Leben" verwendet werden. Diese Redewendungen sind dem dementen Menschen bekannt und geben Sicherheit. Die IVA verzichtet auf Fragestellungen und Realitätsorientierung. Demente BewohnerInnen werden außerdem nicht mit den Inhalten ihrer Aussagen konfrontiert. Die persönliche Lebensgeschichte und Rituale

---

[76] Vgl. Feil, N., 2000, S. 42-48.
[77] Vgl. Lärm, M., 2008, S. 35.
[78] Vgl. Strauß- Geist, Elke et al. 2005 zitiert nach Bartholomeyczik, S., 2006, S. 89.

sind in das Gespräch mit eingebunden. Alle Pflegehandlungen haben sich danach zu richten. Die IVA ist entwicklungsorientiert und passt sich den aktuellen Bedürfnissen des Dementen, der Pflegenden und Angehörigen an.[79]

---

[79] Vgl. Lärm, M., 2008, S. 35.

9. Die subjektive Welt des Demenzkranken

Im Alltag haben wir das Gefühl, etwas von dem, was eine andere Person denkt oder fühlt, spüren zu können. Die Intersubjektivität wird gemäß Kitwood durch eine gemeinsame Sprache garantiert wie z. B. der Ausdruck, Gestik, Haltung und die Nähe. Es wird uns jedoch nicht gelingen in die Erfahrung- und Erlebenswelt einer an Demenz-Erkrankten Person ganz einzutauchen. Gerade auch in der Kommunikation mit dementen Bewohnern sind wir auf Schlussfolgerungen angewiesen.[80]

Lärm beschreibt, um mit Demenzkranken vertrauensvoll zu arbeiten, ist Ehrlichkeit die Grundvoraussetzung. Gleichzeitig darf Wahrheit die demente Person nicht verletzen.

Demente BewohnerInnen haben ein Anrecht auf richtige Informationen. Wenn die MitarbeiterInnen in die „Verwirrung" mit einsteigen („Ja, ihre Tochter hat ihre Hausaufgaben erledigt"), dann hat die demente Person niemanden mehr, an dem sie sich orientieren könnte. Es hat aber auch keinen Sinn mit dem desorientierten Menschen zu „streiten", dass die Tochter schon längst aus der Schule draußen ist.[81]

9.1 Die verschiedenen Persönlichkeitstypen eines Demenzkranken

Der Inhalt dieses Kapitels handelt darum, wie eine demente Person sich fühlt und sie unsere Welt sieht und erlebt. In dem Zusammenhang ist es für wichtig, die verschiedenen Persönlichkeitstypen eines Demenzkranken kurz zu erläutern. Dies ist bedeutend, da jede demente Person, je nach Persönlichkeitstyp, die Umwelt anders betrachtet.

Alles was wir in Bezug auf die Einzigartigkeit von Menschen wissen, ist laut Kitwood (2004) für das Erleben von Demenz wichtig. Verallgemeinerungen können nur als Richtlinien und Hinweise dienen. Werden sie zu wörtlich genommen, dann lenken sie von dem Versuch ab, Demenzkranke zu verstehen.

Mit Hilfe von Persönlichkeitsuntersuchungen lassen sich kurze Einblicke, über die Persönlichkeiten einer dementen Person gewinnen und wie diese die Umwelt fühlt und wahrnimmt.

---

[80] Kitwood, T., 2004, S. 108.
[81] Vgl. Lärm, et al., 2008, S. 28.

Auf der Grundlage klinischer Erfahrungen stellte Alan Jacques (1988) sechs Haupttypen der Persönlichkeiten da:

- den Abhängigen, der Hilfe akzeptiert, aber nur widerwillig auf eigenen Füßen steht oder die Initiative ergreift.
- den Unabhängigen, der seine Behinderungen nicht akzeptiert und sich gerne als „Herr der Lage" fühlt.
- den mit paranoiden Tendenzen, der leicht misstrauische ist und anklagt.
- den Zwanghaften, der von Selbstzweifel besessen ist und Angst hat die Ordnung und Kontrolle zu verlieren.
- den Hysterischen, der fordernd und aufmerksamkeitssuchend ist.
- den Psychopathen, der impulsiv ist und sich um andere Menschen sorgt.

Jacques behauptet, dass jede „normale" Persönlichkeit Neigungen zu einem oder mehreren Typen hat.[82]

Sean Buckland (1985) fand in einer Studie an 132 Personen mit Demenz sechs Hauptgruppen heraus:

- *„ängstlich-passiv (30 %)*
- *stabil-verträglich-routine liebend (28 %)*
- *emotional-sozial-aktiv (26 %)*
- *emotional-zurückgezogen-passiv (8 %)*
- *stabil-extrovertiert-untriebig (4 %)*
- *emotional-extrovertiert-kontrolliert (4 %)"*[83]

Der Gebrauch von Merkmalen zur Beschreibung von Persönlichkeitstypen bietet einen kurzen Einblick, auf welche vielfältige Art Demenz erfahren werden kann.

Bei einem Verlust von Ressourcen treten Trauerreaktionen auf.

Die „normale" Trauer folgt einem bestimmten Ablauf mit den Stadien Verleugnung, Wut, Depression, Annahme und Wiederherstellung. In der Demenz gibt es dazu Parallelen.[84]

---

[82] Vgl. Jacques, A., 1988, zitiert nach Kitwood, T., 2004, S. 109.
[83] Buckland, S., 1995 zitiert nach Kitwood, T., 2004, S. 110.
[84] Vgl. Kitwood, T., 2004, S. 110.

10. Bedürfnisse von Demenzkranken

Das Wissen welche Bedürfnisse Demenzkranke benötigen ist für die pflegerische und soziale Betreuung wichtig, weil demente Menschen, abhängig vom Demenzstadium, sich nicht wie „normale" Menschen äußern können, was ihnen fehlt.

Bedürfnisse erfüllen nach Kitwood (2004) im Leben von Demenzkranken wichtige Funktionen. Ohne Befriedigung von Bedürfnissen kann ein Mensch als Person nicht funktionieren. Sie werden innerhalb eines kulturellen Rahmens gelebt und dessen Werte und Bedeutungen werden von der Kultur beeinflusst. Kitwood schlägt vor, sich eine Gruppe von Bedürfnissen die eng miteinander verbunden sind genauer anzuschauen.

Es gibt ein umfassendes Bedürfnis, dass auch schwer demente Menschen benötigen, nämlich die Liebe. Frena Gray-Davidson beobachtete in ihrer Erfahrung als Pflegeperson oftmals ein kindliches Verlangen nach Liebe bei dementen Menschen.

Folgende Bedürfnisse beeinflussen das Bedürfnis Liebe:

Diese sind Trost, primäre Bindung, Einbeziehung, Beschäftigung und Identität.

Bei Menschen mit Demenz sind diese Bedürfnisse deutlich sichtbar. Das liegt daran, weil sie weniger in der Lage sind, die zur Befriedigung ihrer Bedürfnisse notwendigen Initiativen zu ergreifen. Das Bedürfnismuster variiert von der Persönlichkeit und Lebensgeschichte und die Intensität steigt mit dem Fortschreiten der kognitiven Beeinträchtigungen.

Trost:

Dieser Wert beinhaltet Bedeutungen wie Zärtlichkeit, Nähe, das Lindern von Schmerzen und Sicherheit, das aus dem nahen Beieinandersein wächst.

Bei Demenz ist das Befühl von Trost besonders groß, wenn die Person mit einem Gefühl von Verlust ringt. Ganz gleich, ob durch den Tod eines geliebten Menschen oder das Versagen von Fähigkeiten.

Primäre Bindung:

Hohn Bowlby (1979) legte dar, dass Bindung eine Art Sicherheitsnetz bildet. Ohne die Sicherheit von primären Bindungen fällt es jedem Menschen schwer, gut zu funktionieren. Es gibt Gründe zur Annahme, dass das Bedürfnis nach primärer Bindung auch bei Demenz bestehen bleibt. Bere Miesen (1992) die diese Thematik näher untersuchte unterstreicht diese Behauptung. Sie vermutet, dass Menschen mit Demenz sich ständig in Situationen befinden, die ihnen Merkwürdig vorkommen. Dadurch wird das Sicherheitsbedürfnis stark angeregt.

Einbeziehung:

Ein Teil der Gruppe zu sein, war und ist für den Menschen Überlebens entscheidend.

Das Bedürfnis nach Einbeziehung ist bei dementen Menschen am aufmerksamkeitssuchenden Verhalten zu erkennen. Bei vielen in Pflegeheimen wohnenden dementen Menschen wurden laut Kitwood Bedürfnisse nach Einbeziehung nicht angesprochen.

Sie lebten zwar mit anderen Personen zusammen, wurden aber dennoch alleine gelassen. Wird das Bedürfnis Einbeziehung nicht befriedigt, dann wird sich die Person zurückziehen. Wird das Bedürfnis hingegen erfüllt, dann hat die Person das Gefühl als anerkannt zu gelten und erhält einen Platz in der Gruppe.

Beschäftigung:

Hierbei wird die Person, je nach Fähigkeiten und Kräften, in den Lebensprozess einbezogen. Das Gegenteil wäre Langeweile, Apathie und Nichtigkeit. Die Wurzel der Beschäftigung liegt in der Kindheit. Beschäftigung beinhaltet eine Art Projekt zu haben, sei es in der Freizeit oder bei der Arbeit. Die Fähigkeiten beginnen nachzulassen, wenn einem die Beschäftigung entzogen wird. Demente Menschen benötigen ebenfalls Beschäftigung. Es bedarf ein hohes Maß an Geschick und Kenntnis, das Bedürfnis zu befriedigen, ohne vorgefertigte Lösungen aufzuzwingen. Je mehr über die Vergangenheit einer Person bekannt ist, desto wahrscheinlicher werden Lösungen gefunden.

Identität:

Identität bedeutet im groben zu wissen, wer man ist. Es bedeutet auch ein Gefühl der Kontinuität mit der Vergangenheit zu haben, die man anderen präsentieren kann.

Die Konstruktion der Identität ist vom Individuum zu Individuum einzigartig.

Gemäß Kitwood scheinen zwei Dinge wichtig zu sein. Das erste ist das Wissen über die Lebensgeschichte einer Person und das zweite ist die Empathie.

Die Hauptaufgabe der Demenzpflege besteht im Erhalt des Personseins. Nach der Ansicht von Kitwood ist dies durch die Befriedigung der erwähnten Bedürfnisse möglich.[85]

---

[85] Vgl. Kitwood, T., 2004, S. 121-125.

11. Die Bedeutung von Interaktionen in der Betreuung von Demenzkranken

Gemäß Kitwood (2004) geht es in der Pflege von dementen Personen vor allem auch darum, dass man mit ihnen „richtig" kommuniziert und die Signale (verbale Sprache, Mimik oder Gestik) von den Betroffenen richtig deutet und sich selbst an dem Interaktionsprozess beteiligt.

In Studien (Fox und Kitwood, 1994, und andere) wurde beobachtet, dass positive Interaktionen dazu neigen, kurzlebig und ineffektiv zu sein.

Die Mehrzahl dauerte weniger als 2 Minuten und folgte einem stereotypischen Austausch wie z. B.:

„'Hallo Janet, geht es dir gut?"

„Ja, danke."

„Na ja, bald gibt es Mittagessen und ich sehe dich dann."[86]

Gemäß Kitwood wurde argumentiert, dass gestützte Interaktionen in Settings mit einem Personalverhältnis 1:7 nicht möglich seien. Die entscheidenden Testfälle sind diejenigen, in denen das Personalverhältnis bei 1:3 oder 1:4 liegt. Obwohl hierbei das Personalverhältnis gut ist, wurde immer wieder festgestellt, dass die Interaktionen kurz und oberflächlich waren.

Der wichtigste Punkt zur Verbesserung der Pflegepraxis wäre demnach das Anheben der Interaktionsqualität.

11.1 Die triadische Einheit einer Interaktion

Jede Episode im sozialen Leben besteht laut Kitwood aus einer Reihe triadischer Interaktionen, bei denen Interaktion und Reflexion eine wichtige Rolle spielt. Lassen sie uns zwei Personen betrachten, von denen jede ihre eigene Persönlichkeit besitzt. Eine triadische Einheit würde beispielsweise aussehen:

„Person 1(P1)

    a) eine Individuum mit einer einzigartigen Persönlichkeit,

    b) in einem bestimmten empfindungsfähigem Zustand (Stimmung, Emotion, Gefühl etc.)

---

[86] Kitwood, T., 2004, S. 130.

c) definiert eine Situation auf bestimmte Weise und

d) mit gewissen Wünschen, Erwartungen und Intentionen, vollführt eine Handlung

Person 2 (P2)

(für die die Betrachtungen unter a) bis d) gleichfalls gelten) interpretiert die Handlung von P1 und reagiert

Person 1 (P1)

interpretiert die Reaktion von P2 und denkt nach (etwa indem sie prüft, ob P2 richtig verstanden hat und ob die Handlung wahrscheinlich erfolgreich abgeschlossen werden kann.) "[87]

Die nächste Initiative könnte entweder von P1 oder P2 ausgehen. Bei einer guten Pflege von Demenzkranken wird deutlich, dass verschiedene Arten von Interaktionen daran beteiligt sind. Jede stärkt das Personsein auf andere Weise, indem sie ein positives Gefühl verstärkt oder eine seelische Wunde heilt.

Interaktion ist somit nicht nur beschränkt auf das Reagieren auf Signale, sondern auch auf das Erfassen von Bedeutungen, die von anderen übermittelt werden. Dazu gehört die Reflexion, Antizipation und Kreativität.

11.2 Positive Interaktionen

Die ersten Versuche, positive Interventionen zu liefern, gingen von Methoden der Realitätsorientierung (RO) aus. Ursprünglich wurde sie entwickelt um Kriegsopfern bei der Rehabilitation zu helfen. Erste Erfolge in der Arbeit mit alten Menschen wurden nach Taulbee und Folson (1966) bald sichtbar. Gemäß Holden und Woods (1966) umfasste die Methode RO die Sinne, die menschliche Beziehung und allgemeine Bewusstheit. Die RO erkannte das Personsein und versuchte demente Menschen zu einer normalen Lebensweise zurückzuführen.

Die nächsten 12 aufgeführten Arten positiver Interaktionen nach Kitwood bilden eine provisorische Aufstellung. Auf der Beobachtung des Dementia Care Mapping (DCM), bietet es ein hohes Maß an Genauigkeit. Eine genauere Untersuchung und Ausarbeitung steht jedoch noch aus.

---

[87] Kitwood, T., 2004, S. 131.

DMC heißt nach Lärm übersetzt „Abbildung der Demenzpflege". DCM versucht mit Hilfe von Beobachtung in der Gruppe, das Wohlbefinden eines Demenzkranken anhand seines Verhaltens- und Erscheinungsbildes abzubilden. Offen gebliebene Wünsche und Bedürfnisse werden in Profilen und Diagrammen sichtbar gemacht.[88]

1. **Anerkennen:** Hierbei wird ein Mann oder eine Frau als Person anerkannt. Die Person ist namentlich bekannt und wird in seiner bzw. ihrer Einzigartigkeit bestätigt. Anerkennen ist niemals rein verbal und kann auch wörtlich geschehen. Der Blickkontakt ist einer der grundlegendsten Akte der Anerkennung.

2. **Verhandeln:** Beim Verhandeln werden Menschen mit Demenz nach ihren Vorlieben, Wünschen und Bedürfnissen gefragt. Geschicktes Verhandeln berücksichtigt Ängste und Unsicherheiten, sowie das langsamere Tempo indem sie mit Informationen umgehen.

3. **Zusammenarbeiten:** Hier werden Menschen mit einer Aufgabe beschäftigt, die ein bestimmtes Ziel in Sicht hat. Das Kennzeichen des Zusammenarbeitens in der Pflege ist, dass eine Person nicht in eine Rolle gezwängt wird, sondern eigene Initiative und Fähigkeiten sind daran beteiligt.

4. **Spielen:** Spielen verfolgt kein gerichtetes Ziel. Es ist vielmehr eine Übung die in Spontaneität und Selbstausdruck geschieht. Durch den Überlebensdruck und die Arbeitsdisziplin besitzen viele Erwachsene schlecht entwickelte Fähigkeiten. Ein gutes Pflegeumfeld lässt diese Fähigkeiten wachsen.

5. **Timalation:** Dieser Begriff bezieht sich auf Formen der Interaktion, bei denen die Zugangsweise sensorisch oder sinnbezogen ist wie z. B. bei einer Aromatherapie oder Massage. Die Bedeutung liegt darin, dass sie Kontakt, Sicherheit und Vergnügen bieten kann, ohne viel zu fordern. Sie ist aus diesem Grunde bei Menschen mit kognitiven Einschränkungen besonders wertvoll.

6. **Feiern:** Viele Menschen mit Demenz behalten trotz ihres Leidens die Fähigkeit zu feiern. Feiern ist die Form von Interaktion, bei der die Trennung zwischen Betreuendem und Betreutem verschwindet. Die Stimmung ist aufgeschlossen und gesellig.

7. **Entspannen:** Sie ist die Form von Interaktion mit dem niedrigsten Intensionsgrad. An Demenz-Erkrankte Menschen vermögen aufgrund ihrer sozialen Bedürfnissen, nur bei Nähe zu anderen oder bei Körperkontakt zu entspannen.

---

[88] Vgl. Lärm, M., 2008, S. 38.

Es gibt auch Formen von Interaktionen, die eher psychotherapeutisch ausgerichtet sind. Dazu zählen laut Kitwood folgende:

1. **Validation:** Validation ist in der psychotherapeutischen Arbeit ansässig Die Erfahrung eines Menschen zu würdigen, zu validieren bedeutet, die „subjektive Wirklichkeit" zu akzeptieren. Der Kern liegt im Anerkennen der Emotionen einer Person und im Antworten auf der Gefühlsebene. Validieren umfasst ein hohes Maß an Empathie in dem Versuch, den Bezugsrahmen eines Menschen zu verstehen. Wird unser Erleben validiert, dann fühlen wir uns validiert und es gibt gute Gründe zur Annahme, dass dies bei Demenz genauso ist.

2. **Halten:** Im psychologischen Sinne bedeutet „Halten", einen sicheren psychologischen Raum zu bieten. Der sichere Raum dient dazu, ein verborgenes Trauma oder einen Konflikt nach außen zu bringen und zu zeigen. Ist das „Halten" sicher, dann kann eine Person wissen, dass Emotionen wie z. B. Wut und Trauer vorübergehen.

3. **Erleichtern:** Hierbei wird versucht eine Person in die Lage zu versetzen eine Tätigkeit zu erledigen, zu der sie nicht in der Lage gewesen wäre. Es werden nur die Teile der Handlungen übernommen, die noch fehlen. Die psychotherapeutische Arbeit setzt ein, wenn der Handlungssinn erschöpft wurde oder wenn die Person nicht mehr weiß, was sie tun soll. Die Aufgabe besteht nun darin, eine Interaktion in Gang zu bringen und zu helfen sie mit Bedeutung zu füllen.

Jede der besprochenen Interaktionen repräsentiert eine Form von Pflege in dem Sinne, dass sich der Mensch mit Demenz am empfangenen Ende befindet oder aktiv in die soziale Welt hineingezogen wird.

Es gibt aber Situationen, da übernimmt die demente Person die Führungsrolle und die betreuende Person bietet eine empathische Reaktion an. Zwei häufige Beispiele werden im Folgenden genannt:

1. **Schöpferisch sein:** Die demente Person bietet dem sozialen Setting etwas aus ihrem Vorrat an Fähigkeiten oder Fertigkeiten an. Beispiele wären, dass die Demenzkranken anfangen zu singen oder zu tanzen und andere dazu auffordern.
2. **Geben:** Bei dieser Form der Interaktion bringt der demente Mensch Besorgnis, Zuneigung und Dankbarkeit zum Ausdruck.[89]

Eine gute Demenzpflege besteht laut Kitwood demnach aus einer Vielfalt verschiedener Interaktionsarten, die miteinander verschmelzen.

Um zu verdeutlichen, wie viele unterschiedliche Arten von Interaktionen in einem Gespräch zwischen einer Demenzkranken Person und einer Pflegefachkraft vorkommen können, verweist Kitwood auf ein Beispiel, dass von Heller (1996) stammte:

Beispiel von Interaktionen in der Demenzpflege nach Lisa Heller, Darnall Dementia Group in Sheffield.

Interaktion Anerkennen

„Stuart wurde begrüßt und willkommen geheißen und schien sich über eine Tasse Tee

Interaktion Entspannen

zu beruhigen. Gutmütig gestattete er, dass um ihn herum eine Partie Domino stattfand.

Interaktion Verhandeln

Gegen Ende des Vormittags wurde er aufgefordert, sich an den Mittagstisch zu setzen. Stattdessen suchte er erst umher, scheinbar nach seiner Jacke, und ging dann zur Eingangstür. Mehrere Helfer boten ihm Gesellschaft am Tisch an. Er lehnte mit einem dünnen Lächeln und einem Ausdruck des 'Natürlich-bleibe-ich-nicht-zum-Essen` ab.

Martin schlug vor, sich an einen separaten Tisch zu setzen, und Stuart sagte deutlich:

'Nein, ich gehe, sie wird dort sein.`

Interaktion Validation

Martin sagte dann ruhig zu Stuart: 'Mary kam heute Morgen zu spät zur Arbeit, nicht wahr? Haben Sie sich Sorgen gemacht?`

Stuart schaute an ihm vorbei und wollte noch immer gehen. Martin sagte: „Mary hat heute morgen hier angerufen, sie weiß, dass Sie um drei Uhr nach Hause kommen. Ist das in Ordnung?`

---

[89] Vgl. Kitwood, T., 2004, S. 134-137.

Stuart war noch immer nicht bereit, sich zum Essen niederzulassen.

´Sie...Es ist dieses...`

Martin sagte: „Mary ist jetzt bei der Arbeit, Stuart, und sie weiß, dass Sie hier sind. Sie sind heute Morgen gut zurechtgekommen, seit Sie sich Sorgen um Mary gemacht haben.

Interaktion Verhandeln

´Wie steht`s mit einem Spaziergang vor dem Essen?`

Interaktion Erleichtern

Stuart nahm diese Idee sofort an. Martin und er gingen zügigen Schrittes um den Block, einander bei den Händen haltend.

Interaktion Verhandeln

Als sie wieder hineingingen, sagte Martin: ´Das war doch einmal richtig schöne, frische Luft, nicht wahr? Ich bin reif jetzt für mein Mittagessen, möchten Sie sich mir anschließen?`

Interaktion Validation

Nach dem Essen begann Stuart, in seinen Taschen herumzusuchen.

´Sie haben für Ihr Essen bezahlt, Danke, Stuart.`

Stuart bestätigte dies: ´Ja, gut, aber es ist...dieses...nein, dieses...nicht...Ich suche nach...`

´Stuart, Sie haben keinen Schlüssel mit, weil Mary damit rechnet, vor Ihnen zu Hause zu sein. Wenn Sie noch so lange warten, bis wir Sie mitnehmen können, wird Mary dort sein.`

Interaktion Zusammenarbeiten

Martin bot ihm an, mit ihm an einer Collage zu arbeiten, die er in der vergangenen Woche begonnen hatte. Stuart konzentrierte sich nur für wenige Minuten darauf.

Interaktion Verhandeln

Man schlug ihm eine Partie Dart vor. ´Ich bin immer...hinuntergegangen mit...` (seine Geste bedeutete <Trinken>)

Interaktion Anerkennen

Er war eindeutig ein guter Dart-Spieler und genoss die Anstrengungen der mit ihm Spielenden. Er spielte 40 Minuten lang.

Interaktion Validation

Dann sagte Stuart: 'Ich...nicht lange...`

Maureen zeigt ihm ihre Uhr: 'Wir gehen alle um drei Uhr, Stuart. Ich gehe mit dir.`". [90]

Nach diesen Beispielen besitzt eine gute Demenzpflege eine Art „Ökologie", bei der die Vielfalt von Interaktionsarten miteinander verschmelzen. Die zwei wichtigsten psychologischen Aufgaben in der Demenzpflege wären Interaktionen von positiver Art zu erzeugen und diese zur Fortdauer zu befähigen.[91]

---

[90] Heller, L., 1996, zitiert nach Kitwood, T., 2004, S. 137-138.
[91] vgl., Kitwood, T., 2004, S. 141.

12. Die Betreuung von Demenzkranken in Einrichtungen der stationären Altenpflege

Gemäß Raven (2000) liegt eine spezialisierte Pflege- und Betreuungsstruktur für Demenzkranke nur in Ansätzen vor. Gegenwärtige werden Demenzkranke nur bei höhergradigen Manifestationen des Krankheitsbildes von speziellen geriatrischen Betreuungseinrichtungen versorgt. Die Hauptlast der pflegerischen Betreuung erfolgt zum größten Teil von Familienangehörigen zu Hause. Professionelle Dienste wie ambulante Pflegedienste, sowie teilstationäre oder stationäre Pflegeleistungen werden spät in Anspruch genommen.

Für die stationäre medizinische Behandlung Demenzkranker stehen bundesweit gerontopsychiatrische Abteilungen in psychiatrischen Landes- und Bezirkskrankenhäuser zur Verfügung. Gerontopsychiatrische Tageskliniken sind für eine teilstationäre Behandlung zuständig.

Die teilstationäre pflegerische Versorgung wird in sogenannten „Tagesstätten" übernommen. Eine Mischform zwischen stationäre und teilstationäre Dementenbetreuung, stellen „Kurzzeitpflegeeinrichtungen" dar.

Ein weiteres wichtiges Element in der Versorgungsstruktur von Demenzkranken ist die „institutionalisierte Beratung Demenzkranker" und deren Angehöriger. Ungefähr 106 regionale Alzheimergesellschaften (Stand 05/08 laut Deutsche Alzheimer Gesellschaft e.V.) bieten für die Betroffenen Orientierungshilfen an. Die Wohlfahrtsverbände bieten ergänzend Beratungen an. Daneben können sich die Bürger auch an den Sozialpsychiatrischen Diensten, dem Medizinischen Dienst der Krankenkassen und dem Öffentlichen Gesundheitsdienst wenden. Die Aufgaben dieser Beratungseinrichtungen ist es den Zugang zu medizinischen und pflegerischen Versorgungsstrukturen transparent zu machen und die Inanspruchnahme dieser Leistungen zu erleichtern.[92]

Für die stationäre pflegerische Versorgung von Demenzerkranken im fortgeschrittenen Stadium sind spezielle Pflegebereiche in gerontopsychiatrischen Abteilungen der Landes- und Bezirkskrankenhäuser zuständig. Stationäre „Dauerpflege" wird von Alten- und Pflegeheimen öffentlicher, freigemeinnütziger und privater Trägerschaft erbracht.[93]

In Deutschland hatte sich die Heimversorgung in den letzten 20 Jahren verändert. Ursprünglich spielten Altenheimplätze nach Weyerer quantitativ die größte Rolle.

---

[92] Vgl. Raven, U., 2000, S. 189-190.
[93] ebd. S. 190.

Im Rahmen der institutionellen Versorgung dementer Personen kommt den Pflegeheimen die größte Bedeutung zu.[94]

Zum Stichtag 14.12.2003 gab es in Deutschland 8.775 Pflegeheime mit je 713.195 freien Plätzen. Insgesamt wurden 612.183 pflegebedürftige Menschen in Pflegeheimen versorgt.[95] Fünf Jahre später stieg die Zahl der Pflegeheime auf 10.424 an mit je 757.186 freien Plätzen und 644.165 Pflegebedürftigen. Dies bedeutete einen Zuwachs der Pflegebedürftigen um 5,2 %.[96]

Studien zu Beginn der 80er Jahren in Skandinavien, Großbritannien und Nordamerika belegten, dass im Mittel fast 60 % aller in Einrichtungen der stationären Altenhilfe versorgten Menschen an Demenz erkrankt sind. Diese Zahlen liegen in einer vergleichbaren Größenordnung mit in Deutschland durchgeführten Erhebungen vor.[97]

12.1 Rechtliche Aspekte in der Betreuung von Demenzkranken in stationären Einrichtungen

Zahlreiche gesetzliche Regelungen befassen sich laut Laade (2008) mit der Betreuung von Demenzkranken in der stationären Altenpflege.

Das Gesetz zur Pflege-Qualitätssicherung SGB XI § 80 und das Heimgesetz kontrollieren unter anderem die Pflegequalität und die Rechte und Schutz der HeimbewohnerInnen.

Zu erwähnen sind auch das Pflegeleistungs-Ergänzungsgesetz SGB XI § 45a, das Pflege-Weiterentwicklungsgesetz SGB XI § 45d und das SGB IX für Rehabilitation.

Können Demenzkranke ihre Angelegenheiten nicht mehr selbst erledigen, dann sollten die Angehörigen für sich die Bestellung eines Betreuers nach dem Betreuungsgesetz oder eine andere Person beim Vormundschaftsgericht (Amtsgericht) beantragen.

Eine rechtliche Betreuung ist nicht erforderlich, wenn im Zustande der Geschäftsfähigkeit, eine andere Regelung vereinbart wurde. Eine solche Regelung wäre z. B. die Vorsorgevollmacht. Sie ist eine Generalvollmacht und kann für bestimmte Angelegenheiten erteilt werden. Alle Bereiche, die mit der Vollmacht abgedeckt worden sind, ist die Bestellung eines rechtlichen Betreuers nicht nötig.

---

[94] Vgl. Weyerer, S., 2005.
[95] Vgl. www.destatis.de, 2003.
[96] Vgl. www.destatis.de, 2005.
[97] Vgl. Bickel, H., 1997 zitiert nach Weyerer, S., 2005.

Demenzkranke können ihren Willen mit einer Betreuungsverfügung schriftlich bekunden. So kann die demente Person eine Aufenthaltsbestimmung, die Auswahl des Pflegeheimes und wer die Betreuung übernehmen soll, bestimmen. Die Erstellung einer Betreuungsverfügung macht die Bestellung eines rechtlichen Betreuers nicht entbehrlich.

Mit einer Patientenverfügung haben die Demenzkranken das Recht zu bestimmen, welche medizinische Behandlungen und Eingriffe sowie Pflegemaßnahmen in der Sterbephase zu unterlassen und erwünscht sind.

Für folgende notwendige Aufgabenkreise kann ein rechtlicher Betreuer bestellt werden:

- Die Sorge für die Gesundheit des Kranken.
- Die Sorge für die Freiheit des Kranken.
- Die Sorge für das Vermögen des Kranken.
- Weitere Aufgabengebiete wären die Vertretung gegenüber Behörden, Vertretung in persönlichen Angelegenheiten und Wohnungsangelegenheiten.[98]

12.2 Die soziale und pflegerische Betreuung von Demenzkranken

Kitwood stellte eine wesentliche Verbesserung der Pflege von Demenzkranken fest. Im Vergleich von vor 10 Jahren, gibt es bessere Assessment-Methoden, eine auf Demenz ausgerichtete Pflegeplanung und ein reiches und vielfältiges Angebot an Aktivitäten.

Bedingt durch wissenschaftliche Studien wissen wir viel mehr, welche Art von Pflege, Menschen mit kognitiven Einschränkungen zu bekommen haben.

Die Pflegepraxis kann sich nicht nur um die körperlichen Bedürfnisse der dementen Menschen kümmern und niemand kann es rechtfertigen, Menschen mit Demenz psychisch zu vernachlässigen.[99]

Laut Weyerer erleben die Betroffenen im Anfangsstadium den Verlust der kognitiven Fähigkeiten wie z. B. Vergesslichkeit, Konzentrationsschwierigkeiten und Fehlbeurteilungen. Sie können jedoch den Grad ihrer Beeinträchtigung und Auswirkung auf den Alltag nicht einschätzen. Demenzkranke versuchen ihre Defizite vor der Umwelt zu verbergen. Sie versuchen über Kompensionsmechanismen ihre Defizite auszugleichen. Dazu verkleinern demente Menschen ihren Bewegungsradius und vermeiden soziale

---

[98] vgl., Laade, H., 2008, S. 145-147.
[99] Vgl. Kitwood, T. 2004. S. 129.

Kontakte. Mit zunehmenden Schweregrad der Demenz werden Störungen weniger wahrgenommen oder verleugnet.

Demenzkranke im 3. Schweregrad verfügen trotzdem noch über emotionale Fähigkeiten. Auch wenn kognitive Fähigkeiten nicht mehr vorhanden sind so reagieren laut Hirsch demente Menschen immer noch auf Außenreize.[100] Es ist sehr wichtig, dass Demenzkranke ein Leben in vertrauter Umgebung, mit geregelten Tagesabläufen und konstanten Bezugspersonen leben können.

Familienangehörige sind die wichtigsten Bezugspersonen Demenzkranker. Es sind vor allem Frauen, die sich um die Betreuung kümmern.[101]

Gemäß Lärm (2008) steht über jeglichem Handeln mit Demenzkranken der Grundsatz: „Die Würde des Menschen ist unantastbar". Vermutungen, Demenzkranke würden von ihrer Umgebung nichts mehr mitbekommen, sind falsch.

Deshalb sind Äußerungen in Gegenwart von dementen Menschen wie z. B. „Die kriegt ja eh nichts mehr mit" unangebracht.

In Gegenwart des Betroffenen, darf niemals über die Person, sondern nur mit ihr geredet werden. Zu beachten ist auch, dass die demente Person mit dem Namen und Titel angesprochen wird.

Die menschliche Würde der BewohnerIn wird nicht berücksichtigt, wenn:

- Demenzkranke nachts gewaschen werden, weil sie nicht den Tag von der Nacht unterscheiden können,
- wenn die Essenszeiten für Demente von den üblichen Essenszeiten abweichen,
- wenn die Musik gespielt wird, die den PflegemitarbeiterInnen gefällt (z. B. Rockmusik etc.),
- wenn die Umgebung trostlos eingerichtet ist, z. B. keine Tischdecken oder Blumen etc.,
- wenn zu viele BewohnerInnen mit DK (Dauerkatheter) oder PEG (perkutane endoskopische Gastrostomie) versorgt werden.[102]

---

[100] Vgl. Hirsch RD (Hrsg) 1994 zitiert nach Weyerer, S., 2005.
[101] Vgl. Weyerer, S., 2005.
[102] Vgl. Lärm, M., 2008, S. 27-28.

Für einen DK oder PEG können medizinische Gründe sprechen, wo Pflegefachkräfte keine direkte Entscheidungsgewalt haben. Die Angehörigen oder Ärzte haben bei der Abwägung für oder gegen eine PEG-Anlage ein Mitspracherecht, falls die betroffene Person keine eigene Patientenverfügung verfasst hatte in der dokumentiert wurde, dass keine PEG-Anlage erwünscht ist.

Köperpflege

Die Pflege des Körpers ist laut Lärm (2008) unmittelbar mit dem Gefühl der Selbstbestimmung verbunden. Dazu zählt das Erscheinungsbild, die Auswahl der Kleidung, Haarpflege, das Schminken etc.

Ein Verlust an Selbstbestimmung wird als Bedrohlich erlebt. Viele Demenzkranke halten sich, trotz des Verlustes an Gedächtnis- und Handlungsmöglichkeiten, für leistungsfähig, auch bei der Körperpflege. In Bezug auf die Integrative Validation, sollte die demente Person nicht mit der Realität („Sie sind nicht fähig, sich alleine zu waschen") konfrontiert werden.

Mit „validierenden Gesprächen" ist es am einfachsten, ein Vertrauensverhältnis zur dementen Person aufzubauen. Die tägliche Körperpflege besitzt keine Priorität. Für das Pflegepersonal ist es wichtig zu wissen, welche früheren Rituale und Gewohnheiten beim Demenzkranken vorherrschten. Sind die Rituale dem Pflegepersonal bekannt und werden diese in der gleichen Weise begleitet, dann können die Demenzkranken nach einer gewissen Zeit diese Handlungsrituale alleine durchführen.

Wenn das Demenz-Stadium fortgeschritten ist, dann können komplexe Handlungen nicht mehr ausgeführt werden. Berührungen sind nicht mehr ein zuordnen und Gegenstände können durch Tasten nicht mehr erkannt werden.

Demenzkranke reagieren oft mit Abwehrverhalten gegenüber von pflegerischen Maßnahmen. Zwangsmaßnahmen haben negative Folgen und die Pflegekräfte sollten nach Alternativen suchen. Solche wären z. B. die Körperpflege zu einer anderen Uhrzeit durchführen zu lassen, von einer anderen Pflegekraft oder lieben Baden statt Duschen.

Kleidung

Die gewohnte Kleidung für demente Menschen bedeutet Sicherheit und Orientierung.

Das Pflegepersonal sollte den schwerst-dementen BewohnerInnen nicht die Kleidungswahl vorschreiben. Jeder Hinweis auf nicht passende oder verschmutzte Kleidung bedeutet eine unnötige Konfrontation der Demenzkranken mit ihren nachlassenden Fähigkeiten.

Es ist darauf zu achten, dass die BewohnerInnen ihre eigene Kleidung anziehen können. Die Kleidung spiegelt die im Leben ausgefüllten Rollen wieder. Hatte früher jemand gerne einen Anzug getragen, dann darf niemals wegen der leichteren Waschbarkeit auf Jogginghose und Sweatshirt zurückgegriffen werden. Bei einer Frau ist es eine Schürze oder ein Kleid. Bei den meisten Demenzkranken wirkt das Gefühl, gut gekleidet zu sein, positiv auf die Grundstimmung.

Der Wechsel der Kleidung spiegelt sich auch zwischen Werk- und Sonntagen wider. Beim Pflegepersonal sollte der Unterschied der Kleidung ebenfalls an Werk- und Sonntagen erkennbar sein.

Bewegungseinschränkungen erfordern gegebenenfalls Änderungsmaßnahmen an der Kleidung. So kann es vorkommen, dass gerade bei „bettlägerigen" Demenzkranken die Blusen und Hemden nicht mehr anzuziehen sind. In diesem Fall ist es erlaubt, die Kleidung hinten mit einer Schere aufzuschneiden.

Die MitarbeiterInnen sollten ebenfalls keine weiße Berufskleidung tragen.

Normale Bekleidung ist besser geeignet, da diese Normalität und Wohnlichkeit ausstrahlen. Als Schutzkleidung kann bei Pflegetätigkeiten eine bunte Schürze getragen werden.

Ausscheidung

In Bezug auf die Ausscheidung, sind regelmäßige Stuhl- und Urinentleerungen für das seelische und körperliche Wohlbefinden der Demenzkranken entscheidend.

Bei dementen Menschen geht die Reflexfähigkeit zur kontrollierten Stuhlentleerung verloren. Es ist wichtig, die Ausscheidung wie die Körperpflege im Tagesablauf des Menschen zu integrieren. Die Kontinenz lässt sich unter Berücksichtigung der Gewohnheiten und regelmäßigen Toilettengängen im frühen und mittleren Stadium erhalten. In der Nacht ist es abzuwägen, ob ein ungestörter Schlaf mit Inkontinenzhilfe oder ein Aufwecken mit anschließendem Toilettengang wichtiger ist. Wenn Demenzkranke z. B. nasse Inkontinenz-Einlagen in den Kühlschrank oder unter das Kopfkissen verstecken, dann müssen Alternativen bereitgestellt werden.

Geeignete Maßnahmen wären ein „Nachttopf" unter das Bett zu stellen oder mehrere Eimer im Zimmer aufzustellen.

Beim „Kotschmieren" ist gemäß Lärm das anziehen von Trikotoveralls weniger entwürdigend, als den Stuhlgang vom Körper des Menschen zu befreien.

Bewegung

Sich zu bewegen ist ein Grundelement jedes Menschen. Bewegung und die Fähigkeit sich zu bewegen, ist ein wesentliches Kriterium für Lebensqualität, Selbstständigkeit und Selbstbestimmung. Beim dementen Menschen ist als häufiges Symptom eine Störung des Antriebes zu erkennen. Die Dementen „wandern" bis zur Erschöpfung umher. Diese Antriebssteigerung resultiert aus einem Abbauprozess des Parietallappens (Scheitellappen des Gehirns). Im Pariatallappen werden das Körpergefühl, das Erfassen von Berührungen, die räumliche Orientierung und intellektuelle Leistungen gesteuert.

Können die Demenzkranken noch gehen, so ist es für sie wichtig, sich im geschützten im Pflegeheim Rahmen bewegen zu können. Ein großer Garten, der z. B. von Hecken umzäunt ist, bietet eine gute Möglichkeit den Bewegungsdrang auszuleben.

Ist die demente Person sehr unruhig und möchte nach Hause, so muss die Pflegekraft das „validierende Gespräch" beherrschen.

Sicherheit (Sturzprävention)

Im Verlauf einer Demenzerkrankung treten vermehrt Gangunsicherheit, Gleichgewichtsstörungen und Haltungsveränderungen auf. Die Verabreichung von Medikamenten zur „Ruhigstellung" kann dazu verstärkt beitragen.

Um geeignete Maßnahmen zur Sturzprävention zu ergreifen, müssen die individuellen Risikofaktoren analysiert werden.

Insbesondere die Umgebung ist so zu gestallten, dass das Sturzrisiko für die dementen BewohnerInnen reduziert wird. Dazu sind laut Lärm folgende Maßnahmen zu ergreifen:

- Bewegungseinschränkende Bedingungen im Umfeld werden entfernt.
- Nachlassende Seh- und Hörfähigkeit wird mit geeigneten Hilfsmitteln kompensiert.
- Die Anforderungen an die motorischen Fähigkeiten werden vermindert.
- Die Ziele der Umgebungsanpassung werden in der Pflegeprozessplanung dokumentiert.
- Die blendfreie Beleuchtungsstärke gleicht die verminderte Sehkraft aus.
- Die Lichtschalter sind leicht erkennbar und dort anzubringen, wo man sie auch erwartet.
- Gegebenfalls sind Nachtlichter oder Bewegungsmelder (um die Lichtquelle an- und auszuschalten) zu benutzen.

- Der Fußboden muss rutschfest sein.
- Schwellen und Teppichkanten sind zu beseitigen.
- Keine spiegelnden Fußböden.
- Farbänderungen im Fußbodenbeleg oder Übergänge vom Teppich zum glatten Fußboden sind zu vermeiden.
- Im Bad und auf den Fluren müssen sinnvoll angebrachte Haltegriffe installiert sein.
- Die Bremsen von Rollstühlen müssen immer festgestellt werden.
- Die Betten dürfen nicht zu hoch sein und immer mit angezogenen Bremsen.
- Auf den Wohnbereichen sind für die BewohnerInnen nur stabile Stühle mit Armlehnen bereitzustellen.
- Nacht- und Beistelltische müssen stabil und rutschfest sein, um als Abstützgelegenheit zu dienen.

Als therapeutische zweckmäßige Hilfsmittel sind z. B. sogenannte „Therapieschuhe und „Hüftschutzhosen" gut geeignet. Die Therapieschuhe sind vor allem für BewohnerInnen mit Fußproblemen indiziert, da sie über einen weichen Oberbau und eine rutschfeste Sohle verfügen.

Bevor über freiheitsentziehende Maßnahmen zur Sturzprophylaxe nachgedacht wird, müssen alle präventiven Alternativen ausgeschaltet sein.

Ernährung

Im hohen Alter sinken physiologisch gesehen der Energiebedarf, Hungergefühl und der Appetit. Der Bedarf an Vitaminen, Mineralstoffen und Kohlenhydraten steigt hingegen.

Aufgrund der zeitweise auftretenden Unruhe und Begleiterkrankungen, besitzen demente Personen einen höheren Kalorienbedarf. Demenzkranke essen vermehrt gerne süße Speisen, weil die Geschmackspapillen im Alter degenerieren.

Beobachtet das Pflegepersonal bei einem/einer BewohnerIn, dass sie zu wenig isst, dann kann eine schnell zu essende Vorspeise gereicht werden.

Die meisten Demenzkranken sind überfordert, wenn Getränk, Salat, Suppe, Hauptgericht und Nachtisch gleichzeitig auf den Tisch gestellt werden. Die Bestandteile der Mahlzeiten sind immer nacheinander zu servieren.

Die Mahlzeiten sind zusammen mit den MitarbeiterInnen in einer Tischgemeinschaft einzunehmen. Die dementen BewohnerInnen dürfen hierbei ruhig mit den Fingern essen, wenn sie nicht mehr mit dem Besteck umgehen können. Um zu erreichen, dass die BewohnerInnen noch selbstständig essen können und nicht das Essen gereicht bekommen müssen, sollte das Essen mit den Fingern kein Tabu sein.

Hinweise auf einen schlechten Ernährungszustand gibt der Body-Mass-Index (BMI).

Ab einem BMI von 18,5 und kleiner besteht Verdacht auf eine Unterernährung.

Der BMI ergibt sich aus dem Gewicht (kg) dividiert durch die Körpergröße (m) zum Quadrat.

An der Hautfaltendicke und des Oberarmumfanges ist ebenfalls ein schlechter Ernährungszustand zu erkennen.

Flüssigkeitszufuhr

Eine ausreichende Flüssigkeitszufuhr ist, neben einer bedarfsgerechten Ernährung genauso wichtig. Flüssigkeitsmangel kann zur Verwirrtheit führen und so zu einer akuten Verschlechterung der Demenz führen. Der Flüssigkeitsbedarf ist laut des Medizinischen Dienstes der Spitzenverbände der Krankenkassen (MDS) wie folgt zu berechnen:

- 100 ml pro kg für die ersten 10 kg Körpergewicht,
- 50 ml pro kg für die zweiten 10 kg Körpergewicht,
- und für jedes weitere kg Körpergewicht werden 15 ml Flüssigkeit angerechnet.

Ein erwachsener Mensch hat somit immer 1.500 ml Flüssigkeit zu bekommen (bis 20 kg Köpergewicht).

Demenzkranke trinken zu wenig, weil sie weniger Durst verspüren und vergessen zu trinken. Sie können des Weiteren den Durst nicht mitteilen oder zum Beispiel die Getränkeflaschen nicht öffnen.

Ist bei einer dementen BewohnerIn bekannt, dass sie zu wenig trinkt sind folgende Maßnahmen durchzuführen:

- Regelmäßiges Anbieten von Getränken,
- Einführung von „Trinkritualen",
- Durch das Schaffen von „geselligen Runden" oder „Theken-Situationen" kann das Trinken angeregt werden,

- Getränke auch nachts anbieten, aber bitte nicht extra wecken,
- Herausfinden, welche Getränke gerne getrunken werden. Trinkgewohnheiten von früher müssen heute nicht unbedingt gelten,
- Bei Schluckbeschwerden, können Getränke „angedickt" werden,
- Getränke sollten ca. 30 Minuten vor einer Mahlzeit angeboten werden.

Ruhen und Schlafen

Wir verbringen mit Schlafen ein Drittel unseres Lebens, wobei das Schlafbedürfnis individuell unterschiedlich ist. Demenzkranke können oft den Tag von der Nacht nicht unterscheiden. Durch die zeitliche Desorientierung gehen demente Menschen nachts auf die Toilette und ziehen sich an, um zu Frühstücken. Eine Umkehr des Schlaf-Wach-Rhythmus kann die Folge davon sein. Falls möglich, sollte eine Schlafphase von ein paar Stunden zwischen Mitternacht und Morgen angestrebt werden. Die Zeit zum Schlafen gehen sollte nicht zu früh sein, da es passieren kann, dass der demente Mensch kurz nach Mitternacht wieder aufsteht. Es ist wichtig, Demenzkranke tagsüber angemessen zu beschäftigen, damit sie nicht zu oft „eindösen". Eine Mittagsruhe von 1 bis 2 Stunden ist erlaubt.

Beschäftigung

Etwas zu tun haben ist für demente Menschen sehr wichtig. Wird die Zeit mit einer Tätigkeit ausgefüllt, dann erwächst daraus Befriedigung. Wesentlich wichtiger als der Sinn der Tätigkeit ist es, dass sie vom Demenzkranken als sinnvoll erlebt wird. Haushaltstätigkeiten können gerade bei demenzkranken Frauen das Gefühl von „Gebrauchtwerden" hervorrufen.

Bei manchen BewohnerInnen ist das Anknüpfen an Hobbys oder ehemaligen Berufen nicht ratsam. Ehemalige Künstler merken, dass ihre Fähigkeiten nachgelassen haben und sind mit den Ergebnissen ihrer Bemühungen unzufrieden. Sie werden mit ihren Defiziten konfrontiert.

Selbst die einfachsten Dinge wie z. B. aus der Zeitung vorlesen und eventuell darüber diskutieren bieten Kommunikation, Orientierung und Sinnesschärfung. Spielerische Beschäftigungen wie z. B. Ballspiele, Tanzen, Kegeln usw. erhalten die körperliche Beweglichkeit. Selbst gemeinsames Fernsehschauen mit dem Pflegepersonal ist eine geeignete Beschäftigung. Fernsehen als „Hintergrund" ist nicht zu empfehlen, da es zu Aggressionen und Verkennungen führen kann.

Sexualität

Die Sexualität bezieht sich nicht nur auf den Geschlechtsakt selbst, sondern umfasst verschiedene Formen lustvoll erlebten intimen Kontaktes und das Erleben von Genuss und Freude. Bedingt durch die räumlichen Gegebenheiten und organisatorischen Gründen wird die Sexualität der BewohnerInnen eingeschränkt. Die Zimmer sind manchmal mit mehreren Personen bewohnt. Augrund geschlechtstypischer Verhaltensweisen und der Institutionalisierung treten sexuelle Verhaltensweisen besonders zwischen männlichen Bewohnern und weiblichen Pflegepersonals auf.

Männliche Pflegekräfte erfahren von demenzkranken Frauen jedoch auch sexuelle Annäherungsversuche. Die BewohnerInnen in Pflegeheimen erleben wenig Zärtlichkeiten und der Körperkontakt findet meistens nur in Verbindung mit den pflegerischen Handlungen statt. Aus verhaltenstherapeutischer Sichtweise wird dadurch sexuelles Empfinden und Verhalten geradezu gefördert. Alternative Möglichkeiten des Körperkontaktes wie z. B. die Hände halten, werden wegen fehlender Zuwendung seltener.

Eine ganzheitliche Sicht auf die Situation kann hilfreich sein. In pflegerischen Interaktionen sind immer zwei Personen beteiligt – der demente Mensch und die Pflegekraft. Für die Pflegekraft ist das eigene Wissen und Erfahrung im Umgang mit der Sexualität entscheidend, um mit schwierigen Interaktionen konstruktiv umgehen zu können.

Nimmt das Pflegepersonal die Demenzkranken in ihrer Unterschiedlichkeit wahr, dann wird somit ihre sexuelle Identität gefördert. Eine angemessene geschlechtsspezifische Anrede sowie das tragen eine angemessene Kleidung, Körperpflege, Kosmetik und Friseurbesuch tragen zur Aufrechterhaltung der sexuellen Identität bei.

Bei sexuell angedeuteten Angeboten von Demenzkranken reagiert das Pflegepersonal am besten gelassen und nicht wertend. Eine Bemerkung über den Altersunterschied und fehlende Attraktivität ist unangebracht. Demenzkranke fühlen sich nicht als und unattraktiv, sondern jung und attraktiv. Der Hinweis vom Pflegepersonal auf ewige Treue zum Partner führt oft zur gewünschten Distanz. Auch ein „Das möchte ich auf gar keinen Fall" wird Wirkung zeigen, ohne verletzend zu wirken.

Orientierung

Viele desorientierte alte Menschen wissen nach Lärm nicht mehr was die richtige Uhrzeit oder Jahreszeit ist. Orientierungshilfen sind vielschichtig anzubieten, da auch die Wahrnehmung der Demenzkranken unterschiedlich ist. Für die Orientierung an der Realität gilt: So viel Informationen wie möglich vermitteln, Das heißt, keine „Überflutung" mit Informationen.

Die meisten BewohnerInnen bekommen aus Kalendern, große Uhren mit Ziffernblättern und Informationstafeln die wichtigsten Informationen.

Informationen werden so dargestellt, dass die Dementen nicht mit Gedächtnisschwäche oder Orientierungsstörungen konfrontiert werden.

Die nächsten zwei Abbildungen stellen eine für Demenzkranke ungeeignete (Schautafel 1) und eine geeignete Informationstafel (Schautafel 2) dar:

Schautafel 1:

```
Sie befinden sich im St.-
Josef-Heim
```

Schautafel 2:

```
Heute am 11. November 2007
hat im St.-Josef-Heim, Stati-
on 2,
für Sie Dienst:

Stationsschwester Alberta
```

Schautafel 1 zeigt, dass die hier lebenden BewohnerInnen Defizite haben.

Die zweite Schautafel ist mit den wichtigsten Informationen ausgestattet. Sind noch zu den Namen Passfotos zugeordnet, dann können sich die BewohnerInnen noch besser orientieren.

Kommunikation

Eines der Symptome der Demenzerkrankung ist der Verlust der Sprache und des Sprachverständnisses. Sprachstörungen treten auf, wenn in der Hirnregion des Temporallappens Abbauprozesse stattfinden. Temporallappenstörungen sind die häufigsten Störungen bei der Alzheimerkrankheit. Im fortgeschrittenen Stadium können die Menschen nur noch rufen und schreien.

Das Kommunikationsverhalten passt sich dem Schweregrad der Demenz an. Demnach müssen im frühen Stadium orientierende Informationen mit in die Kommunikation eingebunden werden. Im mittleren Stadium erfolgt die Kommunikation auf der emotionalen Ebene (IVA) und im späten Stadium ist auf die nonverbale Kommunikation mit Hilfe der Basalen Stimmulation zurückzugreifen.

Für die Pflegekräfte ist es wichtig zu wissen, dass sie sich an folgende Regeln halten, wenn sie mit den Demenzkranken in Interaktion treten möchten:

- Immer Blickkontakt aufnehmen.
- Die Person von vorne ansprechen.
- Keine zu langen Sätze benutzen.
- Mehrfachaufforderungen und doppelte Verneinungen in einem Satz vermeiden.
- Auf die Gefühle achten und diese formulieren.
- Paraphrasieren (den Kern der Satzaussagen wird unter Gebrauch derselben Schlüsselwörter wiederholt und umschrieben).
- Reminiszenzieren (Erinnerungen werden durch Gespräche aus der Vergangenheit, betrachten von Bildern und Musik hören, geweckt).
- In die Kommunikation Lieder, Gedichte, Bibelverse usw. mit einbeziehen.

Vor 50 oder mehr Jahren wurde eine andere Sprach benutzt als heute. Demenzkranke Menschen in ihrer Sprache begegnen zu können bedeutet, Ihnen Achtung vor ihrer Lebensgeschichte entgegenzubringen.

Demenzkranke und Wahnvorstellungen

Viele demente BewohnerInnen leiden unter Wahnvorstellungen. Wahn ist eine krankheitsbedingte Beurteilung der Realität. Sie kann auch mit keinerlei Argumenten widerlegt werden. Vor allem bei einer vaskulären Demenz treten Wahnerscheinungen auf. Faktoren wie z. B. Flüssigkeitsmangel, Fieber, Medikamenten etc., die ebenfalls Wahnvorstellungen verursachen können, sollten ausgeschlossen werden.

Die zu betreuende Personen können in das „Wahngebäude" mit einbezogen werden.

In der Praxis könnte sich nächstes Beispiel von einer dementen Person, die an Wahnvorstellungen leidet, ereignen:

Eine BewohnerIn steht am Fenster und sagt: „Draußen steht ein Mann. Ich habe Angst vor ihm."

Als Antwort darf nicht gegeben werden: „Draußen steht niemand."

Die BewohnerIn würde ihnen nicht glauben, da sie tatsächlich einen Mann stehen sieht.

Sie würde erwidern: „Ich gehe jetzt raus und verjage ihn."

Eine bessere Antwort wäre: „Sie sehen jemanden und haben große Angst. Ich kann keinen Mann sehen, aber ich spüre ihre Angst. Was könnte ich tun, damit es Ihnen wieder besser geht?"

Die zu betreuende Person ist auf das Grundgefühl (Angst) eingegangen und hatte sich auf die „Ich-Position" zurückgezogen.

Aggressives Verhalten richtet sich nach Lärm nicht gegen das Pflegepersonal selbst, sondern vielmehr gegen dessen Rolle und Tun. Es gilt das Prinzip der „Aggressionsvermeidung", das bedeutet: Nicht streiten oder argumentieren, wenn absehbar wird, es kommt zu keiner Lösung.

Die Gründe für aggressives Verhalten (z. B. „spucken", nach Personen schlagen usw.) sind vielfältig und hängen von unterschiedlichen Faktoren ab. Zum Beispiel durch eine Zurückweisung des Bewohners, eine direkte Aufforderung etwas zu tun oder zu lassen, das Ignorieren von Wünschen etc.

Die Pflegekraft sollte in einer Konfliktsituation Ruhe bewahren und durch Körpersignale, besänftigend wirken (z. B. mit offenen ausgebreiteten Armen).[103]

---

[103] Vgl. Lärm, M., 2008, S. S. 29-63.

12.3 Pflegeheimarchitektur und Milieugestaltung

In der praxisorientierten Fachliteratur herrscht Konsens vor, welche bauliche Anforderungen Pflegeheime für demente Menschen haben müssen (Cohen & Weismann 1991, Cohen & Day 1993, Jude et al. 1998, Heeg 1994, 2001).

In neueren Publikationen wird darauf hingewiesen, dass die therapeutische Wirkung nur im Zusammenspiel mit mehreren Umweltkomponenten gegeben ist.

So ist z. B. eine bauliche Gliederung in überschaubare Wohngruppen, zusammen mit der entsprechenden Betreuungskonzeption und Tagesstruktur eine geeignete Kombination um das Zusammenleben in einer Wohneinheit zu fördern.[104]

Gemäß Heeg hatte das Bauen von speziellen Pflegeeinrichtungen für Demenzkranke an Bedeutung gewonnen. Es existieren zahlreiche, speziell für demente BewohnerInnen geplante Einrichtungen, zu denen mehrjährige Nutzungserfahrungen vorliegen.

Zwei wesentliche Entwicklungen sind erkennbar:

Wohngemeinschaftskonzepte werden für demente Menschen die soziale integrierbar sind, umgesetzt. Die „Wohngemeinschaften" sind für die BewohnerInnen überschaubar und haben mit einer institutionellen Einrichtung wenig gemeinsam.

Für Demenzkranke mit herausfordernden Verhaltensweisen, haben sich Typologien entwickelt, wo dem sicheren Bewegungsraum hohe Priorität eingeräumt wird.[105]

Ein demenzgeeignetes bauliches Umfeld sollte diese Merkmale besitzen:

- *„Sicherheit und Geborgenheit,*
- *Unterstützung der Orientierung,*
- *Unterstützung der Funktionsfähigkeit, Kompetenzerhaltung,*
- *Stimulation /Anregung,*
- *Ermöglichen von Umweltkontrolle durch die BewohnerInnen,*
- *Gelegenheit zu Privatheit und Interaktion,*
- *Kontinuität, Bezug zum bisherigen Lebenszusammenhang,*
- *Anpassungen an Veränderungen."*[106]

---

[104] Vgl. Heeg, S., 2001, S. 111.
[105] Vgl. Heeg, S., 2008, S. 97.
[106] Lawton et al. 1997, S. 200 zitiert nach Heeg, Sibylle, 2001, S. 112.

Lebensqualität für demente Menschen zu schaffen bedeutet laut Heeg (2008), ein soziales und bauliches Milieu zu bieten, so dass kognitive Defizite kompensiert werden und eine „normale" Lebensgestaltung ermöglicht wird.

BewohnerInnen im mittleren Demenzstadium halten sich häufig außerhalb des Zimmers und in der Nähe des Pflegepersonals auf. Wohnbereiche, werden als Aufenthaltsbereiche angenommen, wenn das Pflegepersonal sich dort aufhält und gemeinsame Aktivitäten stattfinden.

Demenz kann im mittleren und späten Stadium mit motorischer Unruhe einhergehen. Die BewohnerInnen folgen einem von der Umgebung ausgelösten Impuls, wie z. B. das gehen am Handlauf entlang. Sie sind am Ende des Flures zu einem gezielten Richtungswechsel kaum in der Lage. Sitzmöglichkeiten unterbrechen den Impuls zu laufen und entschärfen gleichzeitig das Sackgassenproblem. Flure sollten aus diesen Gründen als Endloswege angelegt werden oder in einem Raum führen.

„Wandern" sollte nicht verhindert, aber auch nicht hervorgerufen werden. Der direkte Zugang zu einem ebenerdigen Freibereich ist für das Erleben der Autonomie bedeutsamer.

In manchen Einrichtungen ist zu beobachten, dass Demenzkranke Verhaltensweisen zeigen wie z. B. das Zerrupfen von Windeln oder das Ausräumen von Kleidern aus den Schränken. Die angemessene Reaktion darauf wäre, die notwendigen Anregungen zu bieten und nicht alles wegzuräumen. Dies kann neben alltagsnahen Tätigkeiten auch durch das Auslegen von Zeitschriften, Kommoden zum Ausräumen und Puppen oder Kissen zum herumtragen, geschehen.[107]

12.4 Implementierung eines Pflegekonzeptes für Demenzkranke in Pflegeheimen

Dieses Kapitel befasst sich inhaltlich damit, welche Schritte das Leitungsteam eines Pflegeheimes unternehmen muss, um das passende „Wohnkonzept für Demenzkranke" in die Einrichtung zu integrieren.

Bevor die Heimleitung und die Pflegedienstleitung ein Demenzkonzept einführen, muss das Ziel, wo man hin möchte, bekannt sein. Die Grundfragen sind gemäß Kämmer (2008) in einem schriftlichen Konzept festzuhalten.

---

[107] Vgl. Heeg, S., 2008, S. 99-100.

Das Begleitungskonzept regelt folgende Fragen:

1. **Welche Vorstellungen vom Leben mit Demenzkranken streben wir an?**

    Die Vorstellungen sind, für jeden sichtbar, in einem Pflegeleitbild festzuhalten.

2. **Was können wir anbieten?**

    Das Dienstleistungsangebot wird detailliert beschrieben und die Ziele begründet.

3. **Welche BewohnerInnen leben in unserer Einrichtung? Was für Bedürfnisse haben sie?**

    Die Aufgaben, aus den Strukturanforderungen, werden konkretisiert.

4. **Wie wird unsere Zusammenarbeit sichergestellt?**

    Es wird die Besprechungskultur und Struktur der Einrichtung definiert.

5. **Wie arbeiten wir im Interesse unserer Kunden?**

    Die Planungsschritte von Begleitung und Pflege der Demenzkranken werden erörtert.

6. **Wie wird die Zusammenarbeit mit Dritten gewährleistet?**

    Die erforderlichen Aktivitäten im Bereich von Vernetzung und Kooperation werden aufgezeigt.

7. **Wie sichern wir unsere Qualitäten?**

    Hier geht es um die Verfahren die zur Verbesserung, Überprüfung und Sicherung des Dienstleistungsangebotes, eingesetzt werden.

Qualitätsmerkmale eines Pflege- und Begleitungskonzeptes

Gemäß Kämmer (2008) spiegeln sich die Ansprüche eines Pflegeheimes an ein spezielles Betreuungskonzeptes, an dessen fachlichen Inhalten wieder.

Demnach sind bestimmte Qualitätsmerkmale notwendig, die in der Reihe nach aufgezählt werden:

- das Wohnen steht im Vordergrund, und nicht die Körperpflege oder Sauberkeit,
- der Lebensraum wird wohnlich und angenehm eingerichtet,
- dem Demenzkranken wird ein „zu Hause" geboten,

- der strukturierende Tagesablauf baut auf der Pflegeprozessplanung auf und ist mit der Krankheitssituation abgestimmt,
- die demente Person benötigt Räume, eigene Gestaltungsmöglichkeiten, Platz zum Umherwandern und möglichst viel Freiraum,
- es beschreibt, wie die MitarbeiterInnen sich in herausfordernden Situationen verhalten müssen und wie sie mit freiheitsentziehenden Maßnahmen umzugehen haben,
- es veranschaulicht, wie die Qualität der Begleitung zu erreichen ist, an welchen Standards sich das Pflegeheim orientiert und wie eine sinnvolle Koordination der Zusammenarbeit, aller am gerontopsychiatrischem Begleitprozess Beteiligten, organisiert wird,
- die organisatorischen Rahmenbedingungen werden aufgezeigt und es wird beschrieben, wie die Risiken minimiert werden können.

Konzeptumsetzung

Zuerst müssen die Konzeptziele in kleine, überschaubare Einzelschritte zergliedert werden. Diese werden mit Prioritäten und Zeitvorgaben versehen und systematisch an die Teams verteilt. Es hatte sich bewährt, einmal im Jahr eine Standortbestimmung vornehmen zu lassen. Dort wird reflektiert, welche Fortschritte und Weiterentwicklungen erreicht werden konnten. Aus dieser Reflexion entstehen die Ziele für das nächste Jahr. Um gemeinsame Schritte zu vereinbaren, Probleme zu klären oder um Neuerungen einzuführen, gibt es unterschiedliche Vorgehensweisen.

Drei davon werden dargestellt:

1. **Fallbesprechungen**

    Fallbesprechungen finden im Team mit der Pflegedienstleitung, einer gerontopsychiatrischen Fachkraft oder eines Facharztes, statt. Sie dienen dazu, die Betreuung eines demenzkranken Bewohners vorzustellen. Dabei werden Schwierigkeiten erörtert und nach Lösungen gesucht.

2. **Praxisrelevante Fortbildungen**

    Sie helfen, neues Wissen in das Team zu bringen. Um den Erfolg zu garantieren, ist ein Umsetzungsplan nötig.

3. Qualitätszirkel

Qualitätszirkel sind Mitarbeitergruppen, die sich zusammentreffen, um Verbesserungsideen zu entwickeln, zu planen und Umsetzungsvorschläge zu erarbeiten. Damit Qualitätszirkel zu praktischen Ergebnissen kommen, muss ein(e) ModeratorIn die Sitzungen leiten. Der/Die ModeratorIn ist für den roten Faden verantwortlich und achtet darauf, dass jeder sich einbringen darf und sich selbst inhaltlich zurück hält.[108]

12.4.1 Umsetzung von speziellen Demenzkonzepten am Beispiel Hamburg und das Pflegeheim Polle in Niedersachsen

12.4.1.1 Das Hamburger Modellprogramm

Nach Bruder (2001) zeichnete sich in den 70er Jahren in Deutschland die vermehrte Bedeutung des Demenzproblems ab. Immer öfters wurde der Verlust der geistigen- und seelischen Kräfte ausschlaggebend dafür, dass die Angehörigen mit der Versorgung der demenzkranken Verwandten überfordert waren.

Es kam zum Vorschein, dass rein körperliche Pflegemaßnahmen den Bedürfnissen Demenzkranker nicht gerecht wurden. In Hamburg hatte sich die Demenzproblematik stark entwickelt, weil es dort mit pflegen&wohnen einen sehr großen Träger, mit 5000 Betten, stationärer Altenhilfe gab.

Ende der 80er Jahre entstand die Idee zu einem großen Modellprojekt in Hamburg, auf der Initiative der Behörde für Arbeit, Gesundheit und Soziales.

Im Jahr 1989 verabschiedete der Hamburger Senat das Modellprogramm „Stationäre Dementenbetreuung". Es wurden für 3 Jahre zusätzlich 60 Pflegekraftstellen zur Verfügung gestellt. Die Stellen wurden paritätisch auf den kommunalen und freigemeinnützigen Trägerbereich verteilt.

Insgesamt 17 Projekte, die auf unterschiedliche Einrichtungen verteilt wurden, erfassten im Jahr 1991 313 Demenzkranke. Zielkriterien waren geistige, seelische und körperliche Befindens- und Leistungsmerkmale der Betreuten. Berücksichtigt wurden ebenfalls die Befindens-, Wahrnehmungs- und Einstellungsmerkmale, insbesondere die Belastung bei der Arbeit.

---

[108] Vgl. Kämmer, K., 2008, S. 69-72.

Laut Bruder waren die für die Dokumentation und Evaluation stehenden Ressourcen begrenzt. Damals waren für die systematische Beobachtung standardisierte Befunddokumentationen noch seltener als heute. Nach heutigen wissenschaftlichen Gesichtspunkten würde die damalige Erhebung der Daten als unzureichend gelten.

Grundzüge der Projekte

In 3 Einrichtungen wurden bereits vorhandene Stationen nur mit Demenzkranken umgestaltet. In 3 anderen Standorten wurde eine ganzwöchentliche Tagesbetreuung außerhalb des Wohnbereiches eingerichtet.

Des Weiteren wurden in 10 Einrichtungen tagsüber an 5 Tagen spezielle Programme für die Demenzkranken eingeführt. Außerdem gab es eine Gruppe von 5 Modellen, in denen gemeinsam für dementen und nicht dementen Bewohner in Form von Kleingruppen Angebote entwickelt wurden.

Alle Projekte arbeiteten mit einer Tagesstrukturierung. Dies hatte den Vorteil, dass die Bewohner aktiviert wurden und ein Zeitbewusstsein entwickelten.

Umgebungsgestaltung

Aus den Erfahrungen der 17 Modellstandorte ergaben sich für die räumliche Umstrukturierung folgende Empfehlungen:

Demenzkranke benötigen insgesamt eine reizärmere und übersichtliche gestaltete Umwelt. Eine ausrechende Beleuchtung mit weichen Farben des Lichtes mit 500 LUX (Lichteinheit) sollte sichergestellt werden.

Tischgemeinschaften von 5-6 Personen erwiesen sich als günstig. Das gemeinsame Essen von Pflegekräften und Bewohnern ermöglichte eine unaufdringliche Korrektur unerwünschter Verhaltensweisen. Die Pflegekräfte konnten somit auch besser nachvollziehen, ob die BewohnerInnen genügend aßen.

Türen von Funktionsräumen, die die BewohnerInnen nicht aufsuchen, werden wandgleich dekoriert. Die Türen der BewohnerInnenzimmer sind farblich zu streichen.

Lange Flure können mit einer kleinen Sitzecke untergliedert werden. Die Sitzgelegenheit würde an ein „Wartehäusschen" erinnern, das zum Verweilen und Pausieren einlädt.

Es empfehlen sich warme Pastelltöne in Kombination mit Weiß. Spiegelnde und blendende Oberflächen sind zu vermeiden, weil sie Angst, wegen der schemenhaften Wahrnehmung des Spiegelbildes erzeugen. Größere Muster auf Möbeln, Stoffen und Teppichen können zu Verkennungen führen und die Wahrnehmung anregen. Zu stark gemusterte Fußböden lösen bei dementen Menschen den Impuls aus, nur bestimmte Muster des Bodens zu betreten. Die Zimmer sollten individuell unter Berücksichtigung ihrer Vorlieben und Abneigungen eingerichtet werden. Einen sehr günstigen Einfluss kann Musik haben. Wichtig ist, dass die Musik beiläufig und unaufdringlich eingebracht wird ohne eine ständige Berieselung verschiedener Programme.

Es wurde häufig beobachtet, dass Demenzkranke gerne kleine Gegenstände mit weicher Oberfläche berühren. Dies scheint entspannend und beruhigend zu wirken.[109]

12.4.1.2 Das Seniorenpflegeheim Polle

Die Pflege von dementiell erkrankten BewohnerInnen stellt vollstationäre Pflegeeinrichtungen vor Problemen, weil bestehende Konzepte und Arbeitsweisen bei verhaltensauffälligen Menschen nur unzureichend gerecht werden. Dürrmann (2001) zeigte am Beispiel des Pflegeheimes Polle, welche Bedeutung einem klaren Betreuungskonzept beigemessen werden kann.

Herkömmliche Betreuungsformen sind für Demenzkranke ungeeignet.

Hinzu kommen noch die verbalen Anfeindungen oder Tätlichkeiten der nicht dementen BewohnerInnen. Die gesammelten Erfahrungen haben zudem in der Betreuung Demenzkranker zur Einschätzung geführt, dass dies primär eine Frage der persönlichen Haltung eines einheitlichen Pflegeverständnisses sowie der Strukturorganisation der Einrichtung ist. Die Forderung nach erhöhten Pflegesätzen oder einer neuen Architektur ist zweitrangig.

Konzept des Seniorenpflegeheimes Polle

Das Haus Seniorenpflegeheim Polle wurde 1994 mit einer konzeptionellen Ausrichtung eröffnet.

Die Aufteilung erfolgte in 3 Wohnbereiche:

Wohnbereich 1 war gedacht für schwerstdementiell erkrankte Menschen, die verhaltensauffällig waren und gehen konnten (segregativ).

Der 2. Wohnbereich war mit gemischgeriatrischen Pflegebedürftigen bewohnt (integrativ).

Chronische AlkoholikerInnen wohnten auf Wohnbereich 3.

---

[109] Vgl. Bruder, J. 2001, S. 16-26.

Betreuungskonzept

Das Betreuungskonzept für die Pflege der dementiell erkrankten BewohnerInnen ist mit der Haltung der MitarbeiterInnen gegenüber den BewohnerInnen verbunden.

Diese Haltung ist annehmend, akzeptierend und wertschätzend. Am besten dafür geeignet sei die Integrative Validation (IVA).

Die Betreuung von dementen Personen erfolgte zu Beginn in geschlossener (freiheitsentziehender) Form. Nach vier Jahren wurde der geschlossene Bereich nach und nach geöffnet. Wesentliche Stützen auf diesem Weg waren die Schaffung einer Tagesstrukturierung, die Realisierung einer Wohnatmosphäre, der Aufbau einer Bereichs/- und Bezugspflege und die Einbettung der IVA in das Betreuungskonzept.

Homogenität der Bewohnergruppe (segregativer Ansatz)

1. Es gibt Demenzkranke, die eine Vielzahl an Verhaltensauffälligkeiten zeigen und damit ihre Integrationsfähigkeit vermindern.
2. Demente Menschen besitzen ein Schutzbedürfnis, dem Rechnung getragen werden muss. Das Leben in einer Pflegeeinrichtung darf nicht auf ihre Belastungsfähigkeit getestet werden.
3. Das Verständnis von nicht dementiell erkrankten BewohnerInnen reicht nicht aus für eine integrative Betreuung. Hier scheitert die Hoffnung, über stützende Maßnahmen für Demenzkranke gleichzeitig eine präventive Wirkung für die nicht dementen BewohnerInnen zu erreichen.
4. Primär gilt es, das Sicherheitsbedürfnis von Demenzkranken zu unterstützen. Spätestens, wenn die dementen Personen sich nicht mehr auf unsere Realität orientieren können, gilt es eine dementengerechte Lebenswelt auszubauen.

Der Tagesrhythmus und Dienstplangestaltung hat sich den Bedürfnissen der BewohnerInnen anzupassen und nicht umgekehrt. Die Unterstützung oder Übernahme der Körperpflege wird an flexiblen Zeiten durchgeführt. Die Mahlzeiten können ebenfalls zu unterschiedlichen Zeiten eingenommen werden. Kaffee, Tee und Gebäck steht zu jeder Uhrzeit den BewohnerInnen zur Verfügung.

Wichtig in der Arbeit mit dementen BewohnerInnen ist die Akzeptanz dessen, dass es nicht die eine (unsere) Wirklichkeit gibt, sondern das Bemühen, die gelebte Realitätssicht des Bewohners zu begleiten. Demenzkranke sind nicht mehr in der Lage, unsere Alltagswelt, Werte und Normen zu verstehen und sich ihnen anzupassen.

Demente Menschen reagieren bei einer Konfrontation mit der Wirklichkeit mit Stress, Angst und aggressive Verhaltensweisen.

Milieutherapeutischer Ansatz

Darunter ist ein pflegerisch-therapeutisches Handeln in der Demenzbetreuung zu verstehen. Es bezieht sich auf ein Konzept zur Anpassung der materiellen und sozialen Umwelt, die krankheitsbedingten Veränderungen der Wahrnehmung, des Empfindens, des Erlebens, Verhaltens und der Kompetenzen der Demenzkranken.

Grundprinzip ist die Anpassung des Wohnumfeldes an die BewohnerInnen.

Für Angehörige und Besucher gibt es keine ausgesparten Bereiche. Der/Die BesucherIn tritt in die Leben- und Wohnumwelt ein und hat sich hier mit Respekt zu bewegen. Die subjektive Betrachtung der MitarbeiterInnen oder der Leitung darf für die Wohnraumgestaltung nicht entscheidend sein. Es zählt nur die Fachlichkeit (Dementengerechte Lebenswelt).

Das Licht wird gegen Abend mit Hilfe eines Dimmers, innerhalb einer Stunde, von 500 auf 50 LUX abgedunkelt. In dieser sogenannten „Dämmerstunde" werden den BewohnerInnen Getränke (auch alkoholische) und leise Musik angeboten.

Ziel ist es den Schlaf-Wach-Rhythmus positiv zu beeinflussen.

Tagesstrukturierung

Es ist wichtig, dass der Tagesablauf für die Demenzkranken fest strukturiert ist. Zusammen mit einer dementengerechten Milieugestaltung erlernen die BewohnerInnen einen geregelten Tages- und Nachtablauf. Es sind bestimmte Merkmale, die helfen den Tagesablauf für Demenzkranke zu ordnen:

- Der Ansatz der Ganzheitlichkeit der Alltagsbewältigung findet im direkten Wohnumfeld statt.
- Eine Tagesstrukturierung gilt als nicht verbindlich, sondern wird als Angebot verstanden. Sie lässt Raum für die individuellen Gewohnheiten der BewohnerInnen.
- Die BewohnerInnen sollen nicht mehr tun, als sie können.
- Eine Hauswirtschafterin ist dem Team des Bereiches fest zugeordnet. Sie trägt die Verantwortung für die Sicherstellung des spezifischen Ernährungsbedarfes der BewohnerInnen.
- Es ist eine eigene Küche am Wohnbereich angegliedert, in denen die BewohnerInnen bei der Herstellung der Mahlzeiten mitwirken können.

- Kaffee wird traditionell mit Kaffeemühlen aufgekocht.
- Es gibt festgelegte Zeiten für Toilettengänge, Spaziergänge und Beschäftigungstherapien.
- Bei besonderen Verhaltensstörungen gibt es eine einzelfallbezogene Betreuung.
- Es gilt, mit einer zielgerichteten Reizpotenzierung biographisch verankerte Fähigkeiten sowie gelebte Antriebe (Ordnungssinn, Pflichtbewusstsein etc.) wiederzuentdecken. Der demente Mensch bestätigt dadurch seine aus der Vergangenheit stammende Rolle und Funktion (Ich-Identität).

Erfahrungen mit dem segregativen Ansatz im Pflegeheim Polle

Der segregative Ansatz ist vor allem für die Betreuung von schwerstdementiellen Menschen mit Verhaltensauffälligkeiten geeignet. Laut den Aussagen von Dürrmann konnten viele positive Erfahrungen aus dem diesem Ansatz gewonnen werden.

Die wichtigsten sind:

- Mit dem segregativen Ansatz können die MitarbeiterInnen zielgerichtet das Betreuungskonzept umsetzen. Eine klare Konzeptentwicklung im Team fällt somit leichter.
- Es ist möglich ein dementengerechtes Milieu und eine bedürfnisorientierte Tagesstrukturierung zu gestalten.
- Die MitarbeiterInnen können sich freiwillig für ein festes Aufgabengebiet entscheiden. Dies bewirkt eine erhöhte Arbeitsmotivation und Absenkung des Krankenstandes.
- Sicherer Verhaltensumgang mit Demenzkranken.
- Durch gezielte Fortbildungen (Basale Stimmulation, Integrative Validation) verbesserte sich der Kenntnisstand der MitarbeiterInnen.
- Reduzierung von Reibungsverlusten, weil es keine Schlichtung von Auseinandersetzungen zwischen dementen und nicht dementen BewohnerInnen gibt. Verhaltensstörungen von den dementen BewohnerInnen müssen nicht ständig erklärt oder gerechtfertigt werden. Außerdem ist die Auseinandersetzung mit verärgerten Angehörigen in einem Verständnis für das Konzept gewichen.

- Bei einer heterogenen Bewohnergruppe ist es für das Pflegepersonal schwierig gleichzeitig den körperlichen schwerstpflegebedürftigen und den dementen Menschen gerecht zu werden. Es entstehen Überlastungssituationen sowie Ziel- und Prioritätenkonflikte.
- Die nach dem segregativen Ansatz betreuten Demenzkranken benötigen eine flexible und bewohnerorientierte Erbringung der Betreuungsleistung. Sie benötigen eine klare Ausrichtung, Raum, Zeit und Kompetenz, die durch eine Homogenisierung der Bewohnergruppe realisiert wird.

Das Pflegeheim Polle konnte im Vorgriff auf den § 80a SGB XI neben den bereits bestehenden Heimentgelten eine zusätzliche Entgeltvereinbarung mit den Kostenträgern (Pflegekasse) vereinbaren. Die Vereinbarung, für die Betreuung verhaltens- und gehfähigen Demenzkranken, hatte gewollten Modellcharakter über Niedersachsen hinaus.

Es verfügt über einen Versorgungsvertrag über zwei Heimentgeltsätze:

a) für die herkömmliche Betreuung und Pflege

b) für die spezielle Betreuung von Demenzkranken

Grundlagen für die Vergütungsverhandlungen waren die Versorgungsleistungen und die Qualität, die fachlich fundiert mit den entsprechenden Anforderungsvoraussetzungen dokumentiert wurden. Beide Vertragspartner konnten die Leistungen anhand der Dokumentation überprüfen.

12.5 Neue Versorgungskonzepte für Menschen mit Demenz

Radzey (2008) spricht im Zusammenhang mit neuen Versorgung- und Betreuungsansätzen von Demenzkranken von einer „neuen Pflegekultur". Dabei bezieht sie sich auf den Wandel eines neuen Pflegeverständnisses; weg von einer medizinisch orientierten Behandlung und hin zu einer psychosozialen Betreuung.

12.5.1 Hausgemeinschaften

In einer „Hausgemeinschaft" wohnen nicht miteinander verwandte Menschen zusammen. Sie teilen sich ein Haus, mit eigenen Wohnungen. Der Begriff „Hausgemeinschaft" wurde Ende der Neunziger vom Kuratorium Deutsche Altenhilfe (KDA) übernommen. In der ersten Definition des KDA wurde darunter eine familienähnliche Wohn- und Lebensform für pflegebedürftige Menschen verstanden.

Es handelt sich um ein Wohnkonzept für alle BewohnerInnen von Altenpflegeheimen.

In seiner „Reinform" lebten sechs bis acht BewohnerInnen in kleinen Wohngruppen zusammen. Die bauliche Gestaltung ist bewusst zurückhaltend und orientiert sich am normalen Wohnungsbau. Es soll ein häusliches Milieu geschaffen werden. Mittelpunkt ist ein zentraler Wohn- und Essbereich mit offener Küche, um die Mahlzeiten einzunehmen. Die Tagesstruktur ist auf die gemeinsame Gestaltung des Alltags ausgerichtet.

Das wesentliche organisatorische Merkmal ist die Dezentralisierung der hauswirtschaftlichen Leistungen. Alle Tätigkeiten werden bewohnernah in der Gruppe erbracht. Eine feste Bezugsperson gestaltet mit den BewohnerInnen den Tag, indem sie Tätigkeiten wie Essenszubereitung, Wäsche waschen übernimmt oder als AnsprechpartnerIn gilt.

Falls möglich können die BewohnerInnen aktiv an den hauswirtschaftlichen Tätigkeiten beteiligt werden. Für die pflegerische Versorgung werden bei Bedarf Pflegefachkräfte hinzugezogen.

Primär steht die soziale Betreuung, und nicht die pflegerische, im Vordergrund. Seit Einführung der „Hausgemeinschaften", sind eine Reihe von Einrichtungen entstanden, die nach diesem Konzept arbeiten (KDA 2000; KDA 2008). Aus Ergebnissen aus einem evaluierten Projekt in Dießen wurde darauf hingewiesen, bei der Zusammensetzung der Demenzkranken auf eine Homogenität der Krankheitsbilder zu achten. Das Zulassen einer eigendynamischen Entwicklung der „Hausgemeinschaften" entspricht dem Konzept von einer lebensweltorientierten Versorgung.

12.5.2 Wohngruppen für Menschen mit Demenz

Hierbei leben Demenzkranke mit nicht Demenzkranken in derselben Einrichtung zusammen, jedoch in einer eigenen Wohngruppe. Der äußere Rahmen ist ähnlich wie bei „Hausgemeinschaften" an Leitvorstellungen wie Wohnlichkeit und Alltagsnähe orientiert. Im Unterschied zu den Hausgemeinschaften steht nicht die gemeinsame Haushaltsführung im Vordergrund, sondern die fachliche Begleitung und Aktivierung (z. B. Musiktherapie etc.).

Ein Qualifizierungskonzept wurde im Rahmen des Projektes „Einführung milieutherapeutische orientierter Demenzwohngruppen im stationären Bereich" erarbeitet. Bei diesem Projekt wurden in sechs Einrichtungen Demenzwohngruppen für 12 mittel bis schwer demenzkranke BewoherInnen eingeführt (Kuhn, C., & Radzey, B., 2005).

Im Rahmen des Projektes lies sich erkennen, dass Verhaltensauffälligkeiten zurückgegangen sind und die Angehörigen mit der Betreuung ihrer Verwandten zufrieden waren.

Gemäß Radzey scheinen sich beide Betreuungskonzepte in der Praxis durchzusetzen. Beide Versorgungsformen bieten eine bedürfnisgerechte Pflege und Betreuung von Demenzkranken.

Die Aufrechterhaltung einer angemessenen personellen Besetzung in kleinen Gruppen von sechs bis acht BewohnerInnen ist unter den derzeitigen wirtschaftlichen Rahmenbedingungen nicht einfach zu realisieren. Beide Konzepte sind abhängig von den qualifizierten und motivierten MitarbeiterInnen und einer Leitung, die diese leitet und unterstützt.

12.5.3 Pflegeoasen für Demenzkranke im fortgeschrittenem Stadium

Konzeptionell ist eine „Pflegeoase" für Demenzkranke, die nicht nur geistig, sondern auch körperlich stark beeinträchtigt sind. Sie sind bei der Ausführung der Aktivitäten des täglichen Lebens vollständig auf die Hilfe Dritter angewiesen.

Die Pflegenden müssen fähig sein die psychosozialen Bedürfnisse richtig zu deuten, weil die BewohnerInnen sich sprachlich nicht äußern können. Sei es den Wusch nach sozialer Interaktion oder nach sensorischer Anregung.

Laut Radzey ist dies im herkömmlichen Heimbetrieb nicht möglich, da die Kontaktzeiten überwiegend auf die pflegerische Verrichtung begrenzt sind. Dem Problem des Alleinseins und der geringen Kontaktzeiten zwischen der Pflegekraft und Demenzkranken, sollen mit der „Pflegeoase" begegnet werden. Es leben insgesamt sechs bis acht BewohnerInnen in einem Raum zusammen, die von einer Pflegekraft betreut werden. Kritisch zu bewerten ist, dass der Vorteil der personellen Präsenz auf Kosten der Einschränkung der Intimsphäre geht.

In der Schweiz hatte sich das Konzept der „Pflegeoasen" als fester Bestandteil der Versorgungsstruktur etabliert (Schmieder 2007).

In Deutschland wird gegenwärtig drüber gestritten und es wurde erst in wenigen Einrichtungen eingeführt. Nach deutscher Gesetzgebung ist für die Unterbringung mehrerer Menschen in einem Raum eine Ausnahmegenehmigung erforderlich.

Es liegen bisher noch keine systematischen Auswertungen vor, so dass es keine Beurteilung gibt.[110]

---

[110] Vgl. Radzey, B., 2008, S. 89- 94.

12.6 Resümee

Der Schwerpunkt in der Betreuung von Demenzkranken in Pflegeheimen liegt im psychologischen, sozialen und kommunikativen Bereich. Es geht primär darum, dass Pflegekräfte verstehen, warum sich Demenzkranke in bestimmten Situationen anders verhalten als „normale" alte Menschen und welche Bedürfnisse sie benötigen.

Natürlich sind gerade auch bei Demenzkranken im fortgeschrittenen Stadium, die sich nicht mehr bewegen können, alle pflegerischen Prophylaxen wie z. B. die Dekubitus-, Pneumonie-, und Thromboseprophylaxe nötig, um weitere Komplikationen zu verhindern.

Gerade bei der täglichen Körperpflege müssen Pflegekräfte lernen damit umzugehen, dass „das tägliche waschen" keine Verpflichtung ist. Viele BewohnerInnen hatten sich in ihrer Vergangenheit weitaus weniger gewaschen, als es heute im Pflegeheim üblich ist. Die demente Person entscheidet selbst wann und zu welcher Uhrzeit die Körperpflege stattfindet. Für die Pflegekraft ist es wichtig ein Vertrauensverhältnis mit dem dementen Menschen aufzubauen. Ein Vertrauensverhältnis kann jedoch nicht aufgebaut werden, wenn die Pflegekraft immer eine andere Person ist.

Dürrmann ist der Ansicht, dass Pflegeeinrichtungen als Wohnhäuser, in denen Demenzkranke in einer Art Wohn- und Lebensgemeinschaft zusammenleben, am besten geeignet sind. Solche Wohn- und Lebensgemeinschaften bieten den BewohnerInnen Selbstbestimmung und Mitwirkung an. Am Beispiel des Pflegeheimes Polle ist dies gelungen, weil das Personal von dem Konzept überzeugt war und es weiterentwickelt hatte.

Darüber hinaus ist es wichtig, die Bedarfslagen der dementen Menschen im Rahmen von Leistungs- und Qualitätsvereinbarungen (LQV) abzusichern. Pflegeeinrichtungen sind gefordert, ihre Leistungen dezidiert darzustellen. Es geht um eine Abkehr von pauschalisierten Pflegesätzen hin zu leistungsorientierten Entgeltsätzen. Gemäß diesen Entwicklungen in Niedersachsen und Hamburg dürfte es an den Pflegeheimen liegen, darauf zu achten, dass ihre Ansprüche auf leistungsgerechte Entgelte umgesetzt werden. Voraussetzung ist die Fachlichkeit, die Bedarfssituation der BewohnerInnen nachvollziehbar zu beschreiben. Die Leitungskräfte müssen Kontrollinstrumente einrichten, die eine Überprüfung der verhandelten Leistungen von den Vertragspartnern zulässt.[111]

---

[111] Vgl. Dürrmann, P., 2001, S. 80-169.

13. Gegenwärtige Entwicklungen im stationären Bereich

Laut Freter (2008) beziehen sich die wichtigsten Entwicklungen im stationären Bereich auf die Veränderungen der BewohnerInnenschaft, die rechtlichen Rahmenbedingungen und die Einführung neuer Pflegemodelle und Wohnformen.[112]

Dies bestätigte auch Laade, der das Pflegepersonal in einem Spannungsverhältnis zwischen pflegerischen, ethischen und rechtlichen Aspekten sieht.

Neben zahlreichen Veränderungen wurde das Heimrecht im Jahre 2006 von der Bundesebene auf die Landesebene überführt. In den Bundesländern wird zurzeit an den Landesheimgesetzen gearbeitet.[113]

Der ambulante Pflegebereich wird nach Freter mit dem Grundsatz „ambulant vor stationär" gefördert. Der § 3 SGB (Sozialgesetzbuch) XI wurde dazu im Pflegeversicherungsgesetz verankert.

Wiedergegeben wird dies im § 3 SGB XI folgendermaßen:

„Die Pflegeversicherung soll mit ihren Leistungen vorrangig die häusliche Pflege und die Pflegebereitschaft der Angehörigen und Nachbarn unterstützen, [...]. Leistungen der teilstationären Pflege und der Kurzzeitpflege gehen der Leistungen der vollstationären Pflege vor."[114]

Seit der Einführung der Pflegeversicherung am 01.07.96 gab es einige Veränderungen im stationären Bereich. Der § 70 SGB XI schreibt eine „Deckelung", der Ausgaben vor.

Die Leistungen der Pflegeversicherung wurden bis zum Jahre2008 nicht mehr angehoben.

Mit dem Inkrafttreten des Pflege-Weiterentwicklungsgesetzes wurde am 01.07.08 der Beitragssatz zur Pflegeversicherung von 1,7 % auf 1,95 % und für Kinderlose auf 2,2 % erhöht.

Weitere Entwicklungen gab es im Pflege-Qualitätssicherungsgesetz (PQS), das Altenpflegegesetz und der Reform des Heimrechtes.

In den letzten Jahren wurde mehr auf die architektonisch-räumliche Gestaltung (milieutherapeutischer Ansatz) geachtet. Verbunden mit speziellen Pflege- und Betreuungskonzepten wurden „Hausgemeinschaften" und „Wohngruppen" in den Pflegeheimen umgesetzt. Außerhalb des stationären Bereiches sind „Wohngemeinschaften für

---

[112] Vgl. Freter, H., 2008, S. 17
[113] Vgl. Laade, H., 2008, S. 152.
[114] Klie,T., et al. 2005, S. 845.

Demenzkranke" entstanden, die von Pflegediensten mit betreut werden. Hier ist eine Aufweichung der Kategorien „ambulant" und „stationär" zu sehen.

Der Ausbau ambulanter Pflegedienste führt zu strukturellen Veränderungen in den Pflegeheimen. In den Pflegeheimen werden vermehrt schwerst-pflegebedürftige, multimorbide und demenzkranke Menschen aufgenommen.

Wie viele demente Menschen in stationären Einrichtungen leben, wurde bisher durch wissenschaftliche Studien und amtlichen Statistiken unbefriedigend erfasst. Es existierten jedoch Studien und Überblickdarstellungen (Bickel 1995; Schneekloth, Müller 1997; Weyerer, Bickel 2007 u. a.) die zum größten Teil übereinstimmen.[115]

13.1 Der Einsatz von „Betreuungsassistenten" in der Betreuung von Demenzkranken

Das seit 01.07.08 neue Gesetz zur strukturellen Weiterentwicklung der Pflegeversicherung,[116] stellt finanzielle Mittel für zusätzliches Personal zur Verfügung.

Diese „Betreuungsassistenten" werden für die Betreuung Demenzkranker in Pflegeheimen eingestellt. Richtlinien zur Qualifizierung werden zurzeit erarbeitet.

Der hierzu neu ergänzende § 45d Abs. 1 SGB XI befasst sich inhaltlich mit der Einstellung von „Betreuungsassistenten". Die finanziellen Mittel, die aus einem Ausgleichfond kommen, können zur Förderung und zum Auf- und Ausbau[117]

„ *1. von Gruppen ehrenamtlich tätiger sowie sonstiger zum bürgerlichen Engagement bereiter Personen, die sich die Unterstützung, allgemeine Betreuung und Entlastung von Pflegebedürftigen, von Personen mit erheblichem allgemeinen Betreuungsbedarf sowie deren Angehörigen zum Ziel gesetzt haben, und [...]* "[118]

verwendet werden.

---

[115] Vgl. Freter, H., 2008, S. 17-20.
[116] vgl., http://www.bgblportal.de/BGBL/bgbl1f/bgbl108s0874.pdf, 2008
[117] vgl., Winkler, A., 2008, S. 160.
[118] www.sozialgesetzbuch.de, 2008.

13.1.1 Aufgaben- und Tätigkeitsbereiche der Betreuungsassistenten nach der Spitzenvereinigung der gesetzlichen Kranken- und Pflegekassen (GKV) 2008

Die Spitzenvereinigung der gesetzlichen Kranken- und Pflegekassen (GKV) hatte Richtlinien erarbeitet, welche Aufgaben- und Tätigkeitsbereiche ein „Betreuungsassistent" haben muss.

In §2 Abs. 1 wird aufgeführt, dass die „Betreuungsassistenten" alle Betreuungs- und Aktivierungsmaßnahmen durchführen müssen, die den physischen und psychischen Zustand beeinflussen.

Unter Abs. 2 sind folgende Tätigkeiten aufgeführt:

- *„Malen und basteln,*
- *handwerkliche Arbeiten und leichte Gartenarbeiten,*
- *Haustiere füttern und pflegen,*
- *Kochen und backen,*
- *Anfertigung von Erinnerungsalben oder Ordnern,*
- *Musik hören, musizieren und singen,*
- *Brett- und Kartenspiele,*
- *Spaziergänge und Ausflüge,*
- *Bewegungsübungen und tanzen in der Gruppe,*
- *Besuch von kulturellen Veranstaltungen, Sportveranstaltungen, Gottesdiensten und Friedhöfen,*
- *Lesen und Vorlesen,*
- *Fotoalben anschauen."* [119]

Des Weiteren sollen sie den PflegeheimbewohnerInnen für Gespräche offen stehen und durch ihre Anwesenheit Ängste nehmen sowie Sicherheit und Orientierung vermitteln.

---

[119] www.gkv-spitzenverband.de, 2008., S. 3.

In § 3 sind die Anforderungen an die „Betreuungsassistenten" fixiert. Die Person sollte über folgende Eignungen verfügen:

- *„soziale Kompetenzen und kommunikative Fähigkeiten,*
- *eine positive Haltung gegenüber kranken, behinderten und alten Menschen,*
- *Beobachtungsgabe und Wahrnehmungsfähigkeit,*
- *Empathie- und Beziehungsfähigkeit,*
- *die Bereitschaft und Fähigkeit zur nonverbalen Kommunikation,*
- *das zeigen von Phantasie, Kreativität und Flexibilität,*
- *Gelassenheit im Umgang mit verhaltensbedingten Veränderungen bei Demenzkranken sowie psychischen oder geistigen Behinderungen,*
- *psychische Stabilität, Fähigkeit das eigene Handeln zu reflektieren und sich abzugrenzen,*
- *würdevolle Begleitung und Anleitung von Demenzkranken sowie Menschen mit psychischen oder geistigen Behinderungen,*
- *Teamfähigkeit und Zuverlässigkeit."*[120]

Gemäß § 4 Abs. 1 ist keine pflegerische Ausbildung erforderlich. Jedoch sind ein 5-tägiges Orientierungspraktikum, Qualifizierungsmaßnahmen von 160 Stunden und die regelmäßige Teilnahme an Fortbildungen erforderlich.[121]

Insgesamt werden vom Bundesgesundheitsministerium 200 Millionen € zur Verfügung gestellt. Damit könnten die Pflegekassen 3.000 bis 4.000 „Betreuungsassistenten" einstellen.[122]

---

[120] www.gkv-spitzenverband.de, 2008, S. 4.
[121] Vgl. www.gkv-spitzenverband.de, 2008, S. 5.
[122] Vgl. Woratschka, R., 2008.

14. Fazit

Gemäß von statistischen Erhebungen ist es vorhersehbar, dass die Anzahl von Demenzkranken in Deutschland in vier Jahrzehnten sich verdoppelt haben wird.

Wie sich die Zahl der Demenzkranken in Pflegeheimen entwickeln wird, dazu gibt es noch keine genauen Zahlen. Freter (2008) vermutet, dass die Zahl der Demenzkranken steigen wird, weil es immer mehr alleinstehende Kranke und die Geburtenrate zurückgehen wird.

Wie zu erkennen ist, gibt es Modellprojekte bzw. neue Versorgungskonzepte, die sich auf die Betreuung von dementen Menschen spezialisiert haben und sich in der Praxis bewährt haben (Bruder, J., 2001; Dürrmann, P., 2001; Radzey, B., 2008). Modellprojekte sind jedoch u. a. auf die finanzielle Unterstützung von öffentlichen Mitteln angewiesen.

Erfahrungen aus der Praxis bestätigen, dass eine dementengerechte Pflegeheimarchitektur und Milieugestaltung für Demenzkranke wichtig sind, um weitestgehend die Autonomie der Betroffenen zu fördern. Der Schwerpunkt in der Pflege ist fokussiert auf eine soziale und psychologische Betreuung der dementen BewohnerInnen. Der Biographiebogen stellt für die Pflegekräfte ein wichtiges Instrument dar, um mit den BewohnerInnen in Interaktion zu treten und ein Vertrauensverhältnis aufzubauen. Um eine optimale Betreuung von Demenzkranken im Pflegeheim zu erreichen, ist eine dementengerechte Pflegeheimarchitektur und Milieugestaltung nur in Zusammenhang mit der sozialen Betreuung von Demenzkranken zu sehen.

Der zusätzliche Mehrbedarf in der Betreuung von Demenzkranken ist, wenn die Leistungen nachvollziehbar dokumentiert werden, refinanzierbar (Dürrmann, P., 2001). Wichtig ist jedoch, dass die Heimleitung und Pflegedienstleitung die Mitarbeiter daraufhingehend schulen, wie die zusätzliche Zeit zu dokumentieren ist.

Nach gemeinsamer Beurteilung entscheidet der MDK, ob die Zuordnung zu einer anderen Pflegeklasse notwendig ist.

Spannend bleibt es zu beobachten, ob die Einführung des neuen Gesetz zur strukturellen Weiterentwicklung der Pflegeversicherung und speziell des hinzugekommenen § 45d Abs. 1 SGB XI, eine Verbesserung in der Dementenbetreuung bedeutet.

Aktuell existierten noch keine gesicherten Zahlen, wie viele „Betreuungsassistenten" in der Betreuung von dementen BewohnerInnen in Pflegeheimen arbeiten.

Wenn das Angebot von den Pflegeheimen angenommen wird, „Betreuungsassistenten" einzustellen, dann bleibt die Frage offen, welche Aufgaben/Tätigkeiten die qualifizierten Pflegefachkräfte bekommen werden. Dabei muss berücksichtigt werden, dass die „Betreuungsassistenten" keine 3-jährige pflegerische Ausbildung besitzen und somit keine qualifizierten Fachkräfte sind. Nähere Aufschlüsse darüber wird es in ein paar Jahren geben, wenn die ersten Daten über die gesammelten Erfahrungen von „Betreuungsassistenten" zur Verfügung stehen.

15. Literaturverzeichnis

- **Bickel, Horst (2008):** Das Wichtigste- Die neurobiologischen Grundlagen der Alzheimer-Demenz, Berlin http://www.deutsche-alzheimer.de/fileadmin/alz/pdf/factsheets/FactSheet02.pdf (22.08.08).

- **Bundesministerium für Gesundheit (2008):** Wenn das Gedächtnis nachlässt – Ratgeber: von der Betreuung bis zur Diagnose http://www.bmg.bund.de/cln_110/nn_1168300/SharedDocs/Publikationen/DE/Pflege/g-504,templateId=raw,property=publicationFile.pdf/g-504.pdf, 29.09.08).

- **Bartholomeyczik, Sabine (2006):** Rahmenempfehlungen zum Umgang mit herausfordernden Verhalten bei Menschen mit Demenz in der stationären Altenhilfe, Bundesministerium für Gesundheit, Witten http://www.bmg.bund.de/cln_117/nn_1168248/SharedDocs/Publikationen/DE/Forschungsberichte/f007,templateId=raw,property=publicationFile.pdf/f007.pdf, (12.10.08).

- **Bundesgesetzblatt, Jahrgang 2008,** Teil I Nr. 20, **(2008):** Gesetz zur strukturellen Weiterentwicklung der Pflegeversicherung (Pflegeweiterentwicklungsgesetz) http://www.bgblportal.de/BGBL/bgbl1f/bgbl108s0874.pdf, (10.10.08).

- **Bruder, Jens (2001):** Das Hamburger Modellprogramm und seine Auswirkungen In: Dürrmann, Peter (Hrsg.) Besondere stationäre Dementenbetreuung, Vincentz-Verlag, Hannover.

- **Deutsches Institut für Medizinische Dokumentation und Information (2006):** Kapitel V – Psychische und Verhaltensstörungen (F00-F99), Köln http://www.dimdi.de/static/de/klassi/diagnosen/icd10/htmlgm2007/fr-icd.htm?gf00.htm+, (02.09.08).

- **Dürmann, Peter (2001):** Das Seniorenpflegeheim Polle In: Dürrmann, Peter Dürrmann (Hrsg.) Besondere stationäre Dementenbetreuung, Vincentz Verlag, Hannover.

- **Dürrmann, Peter (2001):** Leistungsvergleich vollstationäre Versorgung Demenzkranker (LvVD) – Nutzungsansätze für Einstufungen und Entgeltvereinbarungen In: Dürrmann, Peter Dürrmann (Hrsg.) Besondere stationäre Dementenbetreuung, Vincentz Verlag, Hannover.

- **Freter, Hans-Jürgen (2008):** Entwicklungen im stationären Bereich In: Lützau-Hohlbein, Heike (Hrsg.) Stationäre Versorgung von Demenzkranken – Leitfaden für den Umgang mit demenzkranken Menschen, Deutsche Alzheimer Gesellschaft e. V., Berlin.
- **Feil, Naomi (2000):** Validation in Anwendung und Beispielen – Der Umgang mit verwirrten alten Menschen, Ernst Reinhardt Verlag GmbH & Co KG, München.
- **Gutzmann, Hans (2000):** Das Wichtigste – Die nichtmedikamentöse Behandlung der Alzheimer-Krankheit, Berlin http://www.deutsche-alzheimer.de/index.php?id=37&no_cache=1&file=12&uid=224 (22.08.08).
- **Grit, Oppermann & Krause, Wolf-Rainer (2006):** Alzheimer – Ursache, Forschung und Therapie In: Heilberufe 58. Jahrgang, Urban & Vogel Verlag, München.
- **Haupt, Martin (1999):** Das Wichtigste – Die Diagnose der Alzheimer-Krankheit, Berlin http://www.deutsche-alzheimer.de/index.php?id=37&no_cache=1&file=9&uid=224 (22.08.08).
- **Heeg, Sibylle (2001):** Pflegeheim und Architekturgestaltung In: Dürrmann, Peter (Hrsg.) Besondere stationäre Dementenbetreuung, Vincentz-Verlag, Hannover.
- **Heeg, Sibylle (2008):** Bau und Innenraumgestaltung In: Lützau-Hohlbein, Heike (Hrsg.) Stationäre Versorgung von Demenzkranken – Leitfaden für den Umgang mit demenzkranken Menschen, Deutsche Alzheimer Gesellschaft e. V., Berlin.
- **Kämmer, Karla (2008):** Leitlinien für Planung, Organisation und Personalentwicklung In: Lützau-Hohlbein, Heike (Hrsg.) Stationäre Versorgung von Demenzkranken – Leitfaden für den Umgang mit demenzkranken Menschen, Deutsche Alzheimer Gesellschaft e. V., Berlin.
- **Klie, Thomas & Stascheit, Ulrich (2005):** Gesetze für Pflegeberufe, 9. Auflage, Nomos Verlagsgesellschaft, Baden Baden.
- **Kitwood, Tom (2004):** Demenz – Der person-zentrierte Ansatz im Umgang mit verwirrten Menschen in: Müller-Hergel, Christian (Hrsg.), 3., erweiterte Auflage, Verlag Hans Huber, Bern.

- **Laade, Horst (2008):** Rechtliche Aspekte In: Lützau-Hohlbein, Heike (Hrsg.) Stationäre Versorgung von Demenzkranken – Leitfaden für den Umgang mit demenzkranken Menschen, Deutsche Alzheimer Gesellschaft e. V., Berlin.
- **Lärm, Mechthild & Schillhuber, Fritz (2008):** Pflege und Betreuung In: Lützau-Hohlbein, Heike (Hrsg.) Stationäre Versorgung von Demenzkranken – Leitfaden für den Umgang mit demenzkranken Menschen, Deutsche Alzheimer Gesellschaft e. V., Berlin.
- **L. Mace, Nancy & V. Rabins, Peter (2001):** Der 36-Stunden Tag – Die Pflege des verwirrten älteren Menschen, speziell des Alzheimerkranken, 5. Auflage, Verlag Hans Huber, Bern, Göttingen, Toronto, Seattle.
- **Müller, Ullrich (1999):** Das Wichtigste – Die Genetik der Alzheimer-Krankheit, Berlin http://www.deutsche-alzheimer.de/ index.php?id=37&no_cache=1&file=10&uid=224 (22.08.08).
- **Pschyrembel (1994):** Klinisches Wörterbuch, Berlin, New York.
- **Puckhaber, Hannelore (2001):** Offensive Vertretung der gesetzlichen Ansprüche Demenzkranker – Darstellung der ergänzenden Funktion des Bundessozialhilfegesetzes zur Pflegeversicherung In: Dürrmann, Peter (Hrsg.) Besondere stationäre Dementenbetreuung, Vincentz-Verlag, Hannover.
- **Raven, Uwe & Huismann, Adrienne (2000):** Zur Situation ausländischer Demenzkranker und deren Pflege durch Familienangehörige in der Bundesrepublik Deutschland, in: Pflege, 2000; 13, S. 187-196., Verlag Hans Huber, Bern.
- **Radzey, Beate (2008):** Neue Versorgungskonzepte für Menschen mit Demenz: Hausgemeinschaften, Wohngruppen und Pflegeoasen In: Lützau-Hohlbein, Heike (Hrsg.) Stationäre Versorgung von Demenzkranken – Leitfaden für den Umgang mit demenzkranken Menschen, Deutsche Alzheimer Gesellschaft e. V., Berlin.
- Richtlinien nach § 87b Abs. 3 SGB XI des **GKV-Spitzenverbandes** zur Qualifikation und zu den Aufgaben von zusätzlichen Betreuungskräften in Pflegeheimen **(2008):** https://www.gkv-spitzenverband.de/upload/2008_08_19__%C2%A787b_Richtlinie_2291.pdf, (10.10.08).

- **Statistische Bundesamt (2005):** 4. Bericht: Pflegestatistik 2003: Pflege im Rahmen der Pflegeversicherung – Ländervergleich: Pflegeheime, Bonn http://www.destatis.de/jetspeed/portal/cms/Sites/destatis/Internet/DE/Content/Publikationen/Fachveroeffentlichungen/Sozialleistungen/Sozialpflege4Bericht2003,property=file.pdf (14.09.08).

- **Statistische Bundesamt (2007):** 4. Bericht: Pflegestatistik 2005: Pflege im Rahmen der Pflegeversicherung – Ländervergleich: Pflegeheime, Wiesbaden https://www-ec.destatis.de/csp/shop/sfg/bpm.html.cms.cBroker.cls?cmspath=struktur,vollanzeige.csp&ID=1020079, (31.10.08).

- **Schaefer, Iris Luzie & Dorschner, Stephan (2007):** Zu Hospiz gehört doch der ganze Mensch – Ehrenamtliche Hospizbegleiter im Einsatz bei Demenzkranken, in: Pflege, 2007; 20: S. 129-136., Verlag Hans Huber, Bern.

- **SGB XI § 45d (2008):** Förderung ehrenamtlicher Strukturen sowie der Selbsthilfe http://www.sozialgesetzbuch-bundessozialhilfegesetz.de/buch/sgbxi/45d.html (06.10.08).

- **Statistische Ämter des Bundes und der Länder (2007):** Gebiet und Bevölkerung – Ausländische Bevölkerung, http://www.statistik-portal.de/Statistik-Portal/de_jb01_jahrtab2.asp (31.08.08).

- **Trittschack, Wolfgang (2006):** Altersvergesslichkeit oder Demenz? Tests geben die Antwort In: Heilberufe 58. Jahrgang, Urban & Vogel Verlag, München

- **Weyerer, Siegfried (2005):** Altersdemenz in: Gesundheitsberichterstattung des Bundes, Heft 28, Robert-Koch Institut, Statistisches Bundesamt, Berlin http://www.gbe-bund.de/gbe10/ergebnisse.prc_tab?fid=9663&suchstring=&query_id=&sprache=D&fund_typ=TXT&methode=&vt=&verwandte=1&page_ret=0&seite=1&p_lfd_nr=1&p_news=&p_sprachkz=D&p_uid=gast&p_aid=89406957&hlp_nr=2&p_janein=J (31.08.08).

- **Winkler, Angelika (2008):** Finanzierung stationärer Pflege In: Lützau-Hohlbein, Heike (Hrsg.) Stationäre Versorgung von Demenzkranken – Leitfaden für den Umgang mit demenzkranken Menschen, Deutsche Alzheimer Gesellschaft e. V., Berlin.

- **Woratschka, Rainer (2008):** Beruf: Betreuungsassistent In: Der Tagesspiegel, Politik, Berlin http://www.tagesspiegel.de/politik/;art771,2493493, (10.10.08).

16. Anhang

16.1 Tabellarische Auswertungen der alterspezifischen Prävalenz und Inzidenz von Demenzerkrankungen in der Bundesrepublik Deutschland 2002

16.1.1 Tabelle: Alterspezifische Prävalenz von Demenzerkrankungen in der Bundesrepublik Deutschland 2002

Studie von:	Jorm et al.	Hofman et al.	Ritchie & Kildea	Lobo et al.	
Jahr	1987	1991	1995	2000	
				Männer	Frauen
Altersgruppe	Angabe in %	Angabe in %	Angabe in %	Angabe in %	Angabe in %
65 bis 69	1,4	1,4	1,5	1,6	1
70 bis 74	2,8	4,1	3,5	2,9	3,1
75 bis 79	5,6	5,7	7,3	5,6	6
80 bis 84	10,5	13	13,4	11	12,6
85 bis 89	20,8	21,6	22,2	12,8	20,2
90 bis 94	38,6	32,2	33	22,1	30,8
95 und mehr		34,7	44,8		
Gesamtrate	6,6	6,9	7,3	4,5	7,3

Quelle: Tabelle 2, Alterspezifische Prävalenz von Demenzerkrankungen auf der Grundlage von Meta-Analysen nach Weyerer, S., 2005 in Bickel, H., 2005.

16.1.2 Tabelle: Alterspezifische Inzidenz von Demenzerkrankungen in der Bundesrepublik Deutschland 2002

Studie von	Jorm et al.	Gao et al.	Fratiglioni et al.
Jahr	1998	1998	2000
Altersgruppe	Angabe in %	Angabe in %	Angabe in %
65 bis 69	0,91	0,33	0,24
70 bis 74	1,76	0,84	0,55
75 bis 79	3,33	1,82	1,6
80 bis 84	5,99	3,36	3,05
85 bis 89	10,41	5,33	4,86
90 bis 94	17,98	7,29	7,02
95 und mehr		8,68	
Gesamtrate	3,2	1,6	1,4

Quelle: Tabelle 4, Alterspezifische Inzidenzraten von Demenzerkrankungen auf der Grundlage von Meta-Analysen nach Weyerer, S., 2005 in Bickel, H., 2005.

16.1.3 Tabelle: Prognose der Demenzentwicklung in Deutschland

Jahr	Geschätzte Zahl der Demenzkranken in Millionen
2000	935.000
2010	1.210.000
2020	1.545.000
2030	1.824.000
2040	2.197.000
2050	2.620.000

Quelle: Bickel, U., 2008 in Freter, H., 2008, S. 19.

16.1.4 Tabelle: Anteil der 60-Jährigen und älteren an der ausländischen und deutschen Bevölkerung

Anteil der über 60-Jährigen	1995 Angabe in %	2030 Angabe in %
An der ausländischen Bevölkerung	5,8	24,1
An der deutschen Bevölkerung	22,5	36,2

Quelle: Statistisches Bundesamt (Modellrechnung), Wiesbaden, o. J., in Raven, U., 2000, S. 188.

16.2 Tabelle: Die Leistungen der Pflegeversicherung im Überblick

Leistungen der Pflegeversicherung im Überblick

		Pflegestufe 1	Pflegestufe 2	Pflegestufe 3
Ergänzende Leistungen für Pflegebedürftige mit erheblichem allgemeinen Betreuungsbedarf	Leistungsbetrag Bis zu € jährlich	460	460	460
	Ab 01.07.2008	2.400*	2.400*	2.400*
* Abhängig von der persönlichen Pflegesituation auf der Grundlage der dauerhaften und regelmäßigen Schädigungen oder Fähigkeitsstörungen nach § 45a Abs. 2 Satz 1 Nr. 1 bis 9 SGB XI werden künftig bis zu 1.200 € (Grundbetrag) bzw. bis zu 2.400 (erhöhter Betrag) gewährt.				
Vollstationäre Pflege	Pflegeaufwendungen pauschal € monatlich	1.023	1.279	1.432 (1.688)
	Ab 01.07.2008	1.023	1.279	1.470 (1.750)
	Ab 01.01.2010	1.023	1.279	1.510 (1.825)
	Ab 01.01.2012	1.023	1.279	1.550 (1918)

Quelle: Bundesgesundheitsministerium, Die Leistungen im Überblick, 2008, S. 92-93.

Die in Klammer gesetzten Beträge unter Pflegestufe 3 werden von der Pflegeversicherung bei einer Härtefallregelung gezahlt. Es müssen hierbei Kriterien der Pflegestufe 3 erfüllt sein und es bedarf ein zusätzlich hoher Pflegeaufwand.[123]

---

[123] vgl., www.bmg.de, 2008.

16.3 Skizze zur Verursachung der Alzheimer-Krankheit durch Amyloidplaques (Eisweis-Spalt-Produkte)

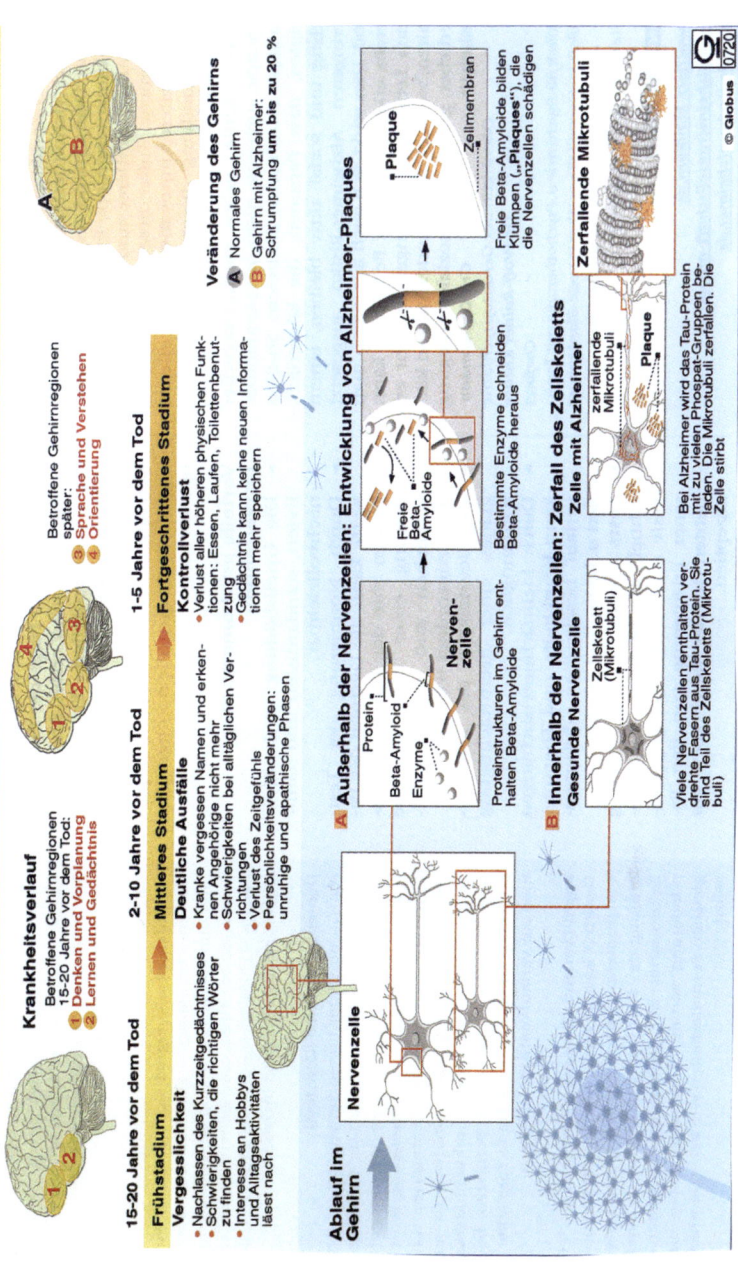

Quelle: Skizze, Alzheimer-Krankheit des Vergessens, in Grit, Oppermann, 2006, S. 13.